Seiva de Vida

*Receitas e orientações
para uma alimentação energética*

Teodora

Seiva de Vida

*Receitas e orientações
para uma alimentação energética*

CULTRIX / PENSAMENTO
São Paulo

Copyright © 1995 Sara Claudette Teubal.

Ilustrações:

Teresa Schlosser

O primeiro número à esquerda indica a edição, ou reedição, desta obra. A primeira
dezena à direita indica o ano em que esta edição, ou reedição foi publicada.

Edição   Ano

3-4-5-6-7-8-9-10-11-12   04-05-06-07-08-09-10

Direitos reservados
EDITORA PENSAMENTO-CULTRIX LTDA.
Rua Dr. Mário Vicente, 368 – 04270-000 – São Paulo, SP
Fone: 6166-9000 – Fax: 6166-9008
E-mail: pensamento@cultrix.com.br
http://www.pensamento-cultrix.com.br

Impresso em nossas oficinas gráficas.

*Nossos agradecimentos
aos que colaboraram neste texto e
aos que confiaram em nossas experiências.*

Índice

Introdução

Palavras iniciais 11
A atitude ante o alimento 13

Sucos

Roteiro para a elaboração dos sucos 21
Os diferentes tipos de suco 23

Sementes germinadas

A importância das sementes germinadas 33
Como obter sementes germinadas 36

Leites, soros e bebidas energéticas obtidos de grãos

Leites de sementes germinadas e soros 41
Leite de sementes oleaginosas 45
Leite de soja 48
Bebidas energéticas feitas de sementes tostadas 49

Farinhas

Farinhas de cereais e outras 53

Pães e biscoitos

Pão de farinha de trigo integral 59
Pães de cereais cozidos (com fermentação própria) 64

Biscoitos de cereais germinados 66
Pão como faziam os antigos 68

Alimentos obtidos por fermentação natural

Legumes em conserva 71
Vinagres de frutas 76
Iogurte de soja 78
Tofu (queijo de soja) 79
Amazake (arroz fermentado) 81

Alimentos energéticos de elaboração simples

Princípios de cozimento de cereais e leguminosas 85
Receitas com cereais 87
Receitas com legumes e frutas 89
Sopas e caldos 96
Sopas para o verão 101
Cremes de frutas 103
Saladas cruas 107
Patês 110

Doces, geléias e compotas

Princípios de elaboração e receitas 115

Chás

Como preparar chás 125

Cardápio

Sugestão de cardápio básico 133

Cultivo de cereais e ervas em casa

Orientações gerais 139

8

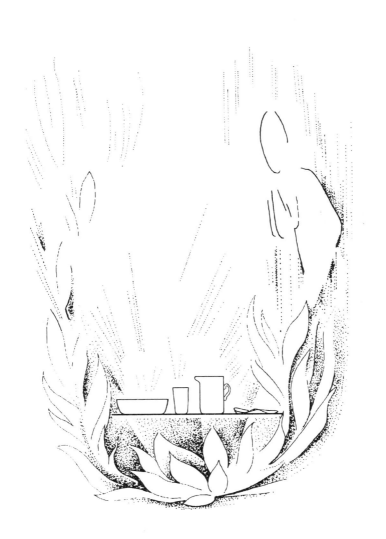

Introdução

Palavras iniciais

Há 25 anos tomamos contato com princípios de uma alimentação voltada para o equilíbrio do ser humano e eles passaram a integrar nosso ritmo diário. No entanto, no decorrer do tempo percebemos a necessidade de acrescentar a esse ritmo mais legumes, mais frutas... mais vida. Um distanciamento da cozinha por 3 anos, algum tempo atrás, fez esvaecer da nossa mente certo montante de conhecimentos adquiridos e hábitos incorporados, o que nos proporcionou maior liberdade para novas experiências. E, quando recentemente surgiu a oportunidade de preparar sucos para pessoas em tratamento, uma fase inédita teve início e foi evoluindo com base no que o dia-a-dia nos apresentava.

Ao concluir a redação deste livro, notamos com mais clareza o caminho alimentar que nos fora propiciado ao longo do tempo. Aparentemente tomamos rumo oposto àquele a que aderimos no começo e passamos a utilizar em maior proporção alimentos crus, como frutas, hortaliças e brotos. Além disso, aprofundamos na prática as noções sobre a atitude de amor a ser cultivada por todo aquele que manuseia os alimentos. Assim, embora de outro modo, continuamos visando à harmonia do ser humano.

Tudo o que ingerimos torna-se parte dos nossos corpos como substância e vibração, e, por isso, a depender do nosso estado de consciência ou do que estamos vivendo, diferentes são os alimentos adequados para eles.

A Terra vinha desenvolvendo, nos ciclos anteriores, os aspectos masculinos do seu ser, e as pessoas, para chegarem ao equilíbrio, precisavam conquistar o mundo material, precisavam tornar-se mais concretas. Os sistemas alimentares que então vieram ao conhecimento da humanidade por inspiração superior colaboraram nessa direção. Hoje a preponderância dos aspectos masculinos da energia planetária vem cedendo lugar à dos femininos, e os corpos humanos estão-se tornando pouco a pouco mais receptivos a processos de sutilização. Nesse novo contexto, é tarefa dos que percebem tal mudança elevar cada vez mais a matéria, e formas intuitivas de preparar os alimentos surgem para contribuir nesse movimento ascensional.

Procuramos, nestas páginas, compartilhar com o leitor a nossa experiência com uma alimentação saudável e própria para os que acompanham a sutilização da energia na atual etapa da Terra.

A atitude ante o alimento

Os vegetais contêm a luz solar condensada em cor, sabor e aroma.

As cores dos alimentos — como os tons amarelos e alaranjados que nos trazem a vibração do Sol, os verdes carregados de vitalidade, os vermelhos cheios de movimento, os roxos profundos —, uma vez bem combinadas, descortinam-nos um mundo de beleza e de harmonia. E, ao introduzirmos beleza e harmonia em nossa vida, a consciência eleva-se.

Pela correta combinação de cores, o organismo é estimulado a aceitar o alimento antes mesmo do contato direto com ele. As cores são, portanto, sumamente importantes na nutrição. Agem sobre órgãos, glândulas e sistema nervoso. Sua irradiação vitaliza, limpa e cura.

Quando nos descondicionamos da culinária tradicional, carregada de temperos e misturas que superestimulam a parte sensorial de nossos corpos, redescobrimos, além das cores, os sabores e aromas que os vegetais trazem consigo. Passamos então a reuni-los de maneira que cada um possa manifestar sua vibração, tal como fazem as distintas notas de uma sinfonia. Com essa consciência presente também ao ingerirmos o alimento, permitimos que energias sutis nos permeiem.

Os aromas, especialmente os de certas flores e ervas, equilibram e harmonizam a parte etérica, a emocional e a mental do nosso ser. Algumas têm, além de atuação medicinal, o poder de transmutar energias e de elevar-nos. Assim, perante cada vegetal que colhemos, lavamos e cortamos, em cada pequeno gesto durante a preparação e a ingestão do alimento, podemos e devemos expressar reverência pela Vida. No Agni Yoga[1] diz-se: "Pode-se ver que um consumo consciente de vitaminas aumenta sua utilidade muitas vezes. Da mesma maneira, pode-se notar que a absorção de vitaminas num momento de irritação pode aumentar o imperil[2], porque uma energia inconsciente fortalece o ponto onde a consciência se concentra. Pode-se compreender por que a ingestão dos alimentos era considerada sagrada pelos antigos. É fácil também compreender até que ponto a conscientização multiplica todas as energias".

Os vegetais, por si mesmos, já canalizam e transformam a energia solar, captada por suas folhas e flores, e a energia que circula no interior da terra, absorvida por suas raízes. Mas ao coligarmo-nos com o Mais Alto enquanto os elaboramos ou ingerimos, despertamos neles ainda maior potencial. Lidar com alimentos deve ser sempre, pois, uma cerimônia em que estão implícitos amor e gratidão ao Criador, aos reinos da natureza que nos proporcionaram essa dádiva, a todos os seres que consciente ou inconscientemente colaboraram para que eles chegassem até nós, ao corpo que absorve as substâncias e assim nos permite viver e trabalhar sobre a Terra. O ato de elaborar e de receber o alimento deveria ser interiorizado, silencioso. Dessa maneira, ao serem transformadas no interior do corpo, as substâncias não só o nutrirão, mas o curarão.

"Todos os poderes do reino vegetal devem ser dirigidos para o único objetivo pelo qual eles existem — o aumento da vi-

---

[1] Vide FRATERNIDADE, Agni Yoga Society, Nova York.

[2] O Agni Yoga faz referência a uma "secreção" sutil gerada pelo corpo quando o indivíduo se encontra em estado de irritação ou de ansiedade; dá a essa secreção o nome de "imperil".

talidade. É possível curar as doenças contrapondo-lhes a vitalidade", afirma-se também no Agni Yoga.

ᛒᏗ ᏣᏗ ᛒᏗ ᏣᏗ

Buscamos difundir, por este livro, o resultado de uma experiência que se iniciou com o preparo de sucos para pessoas que estavam passando por processos de cura. Usamos, no início, as folhas disponíveis em nossa horta caseira. Com paciência, fomos aos poucos percebendo como aprimorá-los. E, ao mesmo tempo que nossa consciência se expandia, iam-nos sendo mostrados os passos a seguir.

Nossas primeiras observações estavam relacionadas à colheita das folhas que deveriam compor cada suco. A necessidade das pessoas que iriam tomá-lo era o que direcionava essa colheita. Por exemplo, se o suco devesse ser remineralizante, acabávamos encontrando não apenas na horta, mas no entorno, folhas com essa propriedade. O mesmo ocorria quando havia necessidade de combater uma anemia, de desinflamar vias biliares, de desobstruir vasos sangüíneos, etc. Adquirida certa harmonia com a natureza, víamos as plantas adequadas a diferentes situações de carência e desequilíbrio do organismo surgirem nas proximidades. A presença dessas plantas era como uma resposta à nossa busca e às nossas indagações.

Notamos depois, no dia-a-dia, que etapas determinadas precisariam ser seguidas na elaboração de um suco, de modo que ele pudesse revelar todo o seu potencial, específico em cada combinação de vegetais. No decorrer dessas descobertas, passamos a produzir soros e leites de sementes germinadas e os incorporamos aos sucos. Percebemos então nas pessoas em tratamento respostas imediatas e notórias: o fortalecimento do organismo e a dissolução de vários sintomas em poucos dias, além de visível reequilíbrio energético.

Um novo passo foi dado com a inclusão, nos sucos, de folhas de gramíneas e de cereais cultivados em canteiros[3]. Mais tarde fizemos uso também de gramíneas nativas na região, como o capim-gordura e o capim-quicuio. Vimos que as folhas desses vegetais têm propriedades específicas. As dos cereais, por exemplo, especialmente se combinadas com o soro obtido do mesmo tipo de semente, resultam em sucos com efeitos sobremaneira potentes.

Um alimento não é constituído apenas de elementos químicos materiais, mas é algo vivo, dinâmico, e interage com todo o universo que participa de sua criação. Por isso, o cuidado externo, que vai desde a escolha dos grãos, das raízes, das folhas e dos frutos até a reverência despojada e simples ao prepará-los e ingeri-los, favorece a emersão de energias profundas do próprio ser. São justamente essas energias que magnetizam o conjunto das substâncias que os compõem, tornando-os mais nutritivos e penetrantes, pois despertam e fazem vir à tona o potencial oculto nas suas partículas materiais. Os vegetais são muito receptivos a esse tipo de "comunicação", a essa linguagem de amor a ser descoberta e praticada por todos nós.

O campo de atuação dos alimentos não se limita ao corpo físico, pois, se elaborados e ingeridos por alguém que esteja com a atitude correta, beneficiam também os corpos invisíveis do seu ser. Uma reeducação mostra-se geralmente fundamental tanto para quem prepara os alimentos quanto para quem os recebe, uma vez que essa atitude facilita a ação das energias de cura. Nesse aprendizado, combinar adequadamente ervas, brotos, verduras, legumes e frutas, como já mencionamos, é princípio básico. Para isso, o melhor é deixarmo-nos conduzir pela intuição, guia interno e seguro, e não pelo que cremos saber ou pelo que absorvemos de alguma teoria. Bastam uns minutos de silêncio antes de dar início à tarefa para colocarmo-nos em sintonia com ela.

---

[3] Vide "Cultivo de cereais e ervas em casa", na página 137.

As receitas apresentadas neste livro foram elaboradas dessa maneira. O leitor poderá escolher algumas e segui-las várias vezes até familiarizar-se com os ingredientes, reconhecer a energia deles e adquirir confiança em si mesmo a ponto de abrir-se ao desconhecido sem temor ou expectativas quanto aos resultados. Assim começará a descobrir novas combinações, conforme o material disponível a cada momento, e a criar receitas adequadas à realidade que o circunda.

Nossa intenção é estimular hábitos alimentares novos e saudáveis. Por isso, de modo geral não incluímos sal nas receitas. Pareceu-nos mais conveniente deixar a cada um a escolha de fazer ou não uso dele, de acordo com sua necessidade real e não tanto com costumes e condicionamentos. No entanto recomendamos usar moderadamente, se necessário, shoyu ou misso, como se verá.

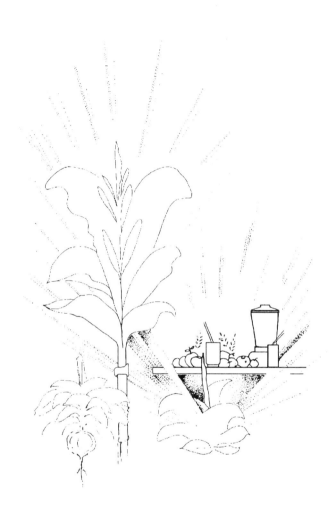

Sucos

Roteiro para a elaboração dos sucos

Os sucos deveriam ser ingeridos tão logo preparados e de preferência em jejum para não perderem a vitalidade e chegarem mais rapidamente à corrente sangüínea, renovando-a e nutrindo-a. É melhor não misturar diferentes sucos, nem sucos com outros alimentos. Eis algumas recomendações para prepará-los:

♦ Devem-se lavar bem os ingredientes. Se forem de proveniência desconhecida, convém deixar as folhas em água com vinagre (na proporção de 2 colheres de sopa de vinagre para 1 litro de água) por 15 minutos, a fim de desinfetá-las.

♦ Deve-se observar a ordem de liquefação dos ingredientes e a maneira de misturá-los. As folhas devem ser passadas no liquidificador, com um pouco de água filtrada, reunidas segundo suas características. As mais encorpadas, como o repolho, a couve e o brócoli, podem ser liquefeitas juntas. As mais delicadas e frágeis também podem ser liquefeitas juntas, combinadas, por exemplo, do seguinte modo: dente-de-leão e alfafa; azedinha, alface e escarola; folhas de beterraba e folhas de aipo ou de funcho, etc.

♦ O suco de folhas deve ser coado em peneira grossa, com a ajuda de colher de pau.

♦ Quando usamos raízes, como nabo e beterraba, é proveitoso incluir suas folhas; as da cenoura, porém, devem ser desprezadas, por conterem elementos tóxicos. Assim, primeiro as folhas são liquidificadas e coadas; em seguida e separadamente, as raízes, para só então misturarmos o suco das folhas com o das raízes.

♦ Após liquefazer todos os ingredientes, eles devem ser misturados com a ajuda de colher de pau; são assim integrados e podemos transmitir-lhes, especialmente nesse momento, uma energia dinâmica, viva e ativa.

♦ Deve-se acrescentar suco de limão (1 limão médio para cada 750 ml) e melado ou mel (numa quantidade suficiente para equilibrar o conjunto e não propriamente para adoçar, pois adoçar um suco significa malbaratar suas propriedades curativas e nutritivas).

Observações:

♦ Folhas velhas ou frutas e legumes em decomposição não devem ser usados, pois já perderam seu valor, não só no que se refere aos nutrientes físicos, mas também às propriedades energéticas e sutis.

♦ Não devemos bater no liquidificador sucos de cítricos, porque se oxidariam rapidamente e perderiam propriedades.

♦ As fibras que restam após coarmos o suco podem ser aproveitadas de diversas maneiras, entre as quais citamos:

  ♦ acrescentando-as ao caldo de uma sopa, após o término do cozimento, com o fogo apagado;

  ♦ adicionando-as a um molho branco;

  ♦ usando-as como ingrediente de patês[1];

  ♦ secando-as e triturando-as para transformá-las em pó e enriquecer outros alimentos.

É importante deixarmos a criatividade agir, pois veremos uma energia especial presente nos alimentos, promovendo transformações em nós mesmos e em quem os recebe. Feito com essa disposição, esse trabalho abre novas portas em nosso interior, levando-nos a expansões de consciência.

---

[1] Vide "Patês", na página 110.

Os diferentes tipos de suco

Sucos com hortaliças, ervas e frutas

São especialmente indicados para a manhã, 20 a 30 minutos antes do desjejum. Alguns deles, porém, são mais adequados para o entardecer, por seu efeito calmante.

Damos a seguir uma relação de verduras, das quais se podem escolher duas ou mais para um suco. Também podem ser usadas outras, que não constem dessa lista. Lembramos, contudo, que o espinafre, a taioba e algumas variedades de acelga e de caruru não devem ser ingeridos crus, pois contêm substâncias tóxicas. Essas substâncias, porém, são eliminadas quando as folhas são levemente cozidas ou escaldadas por 1 minuto, dispensando-se em seguida a água e deixando-as escorrer bem.

A quantidade de folhas para um suco é determinada pelo tipo de verdura escolhido e por sua variedade. Como princípio básico, podemos dizer que, para 1 copo de 250 ml, usamos 1 folha grande de verdura do tipo couve, brócoli, mostarda ou aipo, 1 de nabo, 1 de beterraba, 2 de rúcula e 3 de ora-pro-nóbis. Ervas aromáticas são utilizadas parcimoniosamente, pelo seu intenso poder de ação. Após liquefeitas e coadas em peneira, adicionamos limão e melado ou mel. Os sucos com essas verduras e ervas podem ser reforçados com frutas, como banana-prata ou abacate. Ressaltamos que esses são dados gerais, e o ideal seria o leitor desenvolver a própria percepção da quantidade correta de cada ingrediente.

Verduras adequadas para sucos:

- acelga (escaldada)
- agrião
- aipo
- alface
- azedinha
- couve
- couve-chinesa
- espinafre (escaldado)
- folhas de beterraba
- folhas de brócoli
- folhas de nabo
- funcho
- mostarda
- ora-pro-nóbis
- repolho
- rúcula
- taioba (escaldada)

Ervas medicinais ou aromáticas adequadas para sucos:

- alecrim
- artemísia (*artemisia vulgaris*)
- assa-peixe
- basilicão
- borragem
- capim-cidreira
- dente-de-leão
- folhas de guandu
- hortelã
- manjericão
- manjerona
- melissa
- mil-folhas
- quebra-pedra
- salsa
- salsão
- serralha
- serralhinha
- tanchagem
- verbasco

Eis algumas sugestões para outros sucos nutritivos preparados com hortaliças, ervas e frutas:

- Abóbora crua, banana-nanica, leite de coco (pequena quantidade) e basilicão
- Beterraba, abacaxi, melissa, limão e melado
- Beterraba, melancia, melissa, limão e melado
- Cenoura, maçã, laranja, limão e melado
- Couve, aipo, almeirão, limão e melado
- Espinafre escaldado, banana-prata, sálvia, hortelã, limão e melado
- Espinafre escaldado, folhas de beterraba, agrião, ora-pro-

nóbis, abacaxi, folhas de borragem, tanchagem, limão e melado

◆ Folhas de brócoli, agrião, folhas de nabo, hortelã, limão e melado

◆ Repolho, salsa, limão e melado

Sugerimos as medidas a seguir:

◆ Legumes como cenoura, tomate e rabanete, usar 1 por pessoa. Legumes com sabor mais acentuado, como couve-rábano, beterraba e nabo, usar 2 fatias por pessoa.

◆ As folhas são usadas na seguinte proporção: 1 folha grande ou 2 pequenas por pessoa.

◆ Frutas como banana, laranja, maçã, pêra e pêssego, usar 1 por pessoa. Melancia, melão, mamão, abacaxi, abacate e abóbora, usar 1 fatia por pessoa.

◆ Soro e leite de cereal[1] ou água são usados, em geral, na proporção de 250 ml por pessoa. Essa medida é menor, porém, quando se usam frutas mais aquosas.

ಶಿ ೧ ಶಿ ೧

Sucos com folhas de cereais e gramíneas

Sucos com folhas de cereais podem ser feitos usando-se só um tipo de folhas, adicionadas ao soro ou ao leite do grão correspondente[1]. Dessa maneira, o vegetal tem suas propriedades curativas concentradas. Quanto às folhas de gramíneas silvestres, ficam melhores se misturadas a outras que lhes suavizem o sabor. Todavia, em qualquer dos sucos podemos acrescentar folhas diferentes. Para que os sucos fiquem levemente salgados, adicionamos shoyu em vez de melado. Esses sucos abrem o apetite e podem ser ingeridos 30 minutos antes do almoço ou do jantar.

---

[1] Vide "Leites de sementes germinadas e soros", na página 41.

Sucos com soro ou leite de sementes germinadas

As sementes germinadas são especialmente nutritivas e seu soro ou seu leite podem ser batidos no liquidificador, no lugar de água, com frutas, folhas e outros ingredientes. Comentaremos em capítulo à parte o seu valor e o de seus derivados, e descreveremos o modo de obtê-los.

Cereais e gramíneas utilizados

Alfafa

É uma rica fonte de proteínas e aminoácidos[2] essenciais. Coloca à disposição do organismo vários minerais, especialmente o cloro, o magnésio, o potássio e o sódio e todas as vitaminas, inclusive a K, que é anti-hemorrágica.

O suco de suas sementes germinadas e o de suas folhas e talos são indicados sobretudo para pessoas com insuficiência biliar, artrites e artroses, cistites, inflamações e cálculos na vesícula, hemofilia, úlceras gástricas, anemias e infecções das vias respiratórias.

O leite de suas sementes germinadas pode ser acrescentado a sucos, enriquecendo-os[3].

Aveia

Suas folhas têm propriedades calmantes: relaxam e ajudam o sono, sendo o suco elaborado com elas indicado para

---

[2] Constituintes básicos das proteínas. São indispensáveis para a sobrevivência do homem, porque ativam, reparam e mantêm o funcionamento do organismo. A maior parte deles é introduzida no corpo por meio dos alimentos.

[3] O suco das folhas da alfafa podem ser usados também em lavagens intestinais e em compressas. Para maiores informações sobre lavagens intestinais e compressas em geral, vide GUIA PRÁTICO DE TERAPÊUTICA EXTERNA, de Dr. José Maria Campos (Clemente), Editoras Cultrix/Pensamento.

pessoas com esgotamento físico ou nervoso, irritabilidade e palpitações. É muito útil na alimentação de crianças hiperativas.

O suco de folhas de aveia dá ao organismo maior resistência ao frio, pois estimula o funcionamento da tireóide. Por sua atuação sobre a hiperglicemia, é indicado também para diabéticos. Rico em silício, restabelece a saúde e auxilia no correto funcionamento dos vasos sangüíneos, tecidos conjuntivos e cartilagens, assim como no fortalecimento das unhas e cabelos. O soro e o leite da aveia têm as mesmas propriedades.

Capim-gordura e capim-quicuio

Tanto o capim-gordura quanto o capim-quicuio são ricos em vitaminas e proteínas. O capim-quicuio, em especial, possui também alto teor de nitrogênio, potássio, cálcio e silício.

Centeio

As sementes de centeio germinadas e seus derivados (soros e leites), bem como suas folhas, são importantes fontes de flúor orgânico. Contribuem para o fortalecimento e a proteção de ossos e dentes.

São também capazes de fluidificar o sangue e fortalecer os vasos capilares, sendo recomendáveis, portanto, no combate à arteriosclerose, às varizes, às hemorróidas e à hipertensão.

Cevada

As sementes de cevada são de fácil germinação e possuem propriedades semelhantes às do centeio (capacidade de fluidificação do sangue, fortalecimento e proteção dos ossos e dentes).

Por seu alto conteúdo enzimático, seus derivados (soros e leites) têm papel relevante na digestão de amidos e gorduras, auxiliando no tratamento de úlceras gástricas, hipercloridria e dispepsias crônicas. Colaboram no restabelecimento da mucosa digestiva e aliviam a inflamação dela.

Milho

Rico em proteínas, o milho tem também quase todos os aminoácidos e muitas vitaminas. Pode-se usar a planta em sucos, e para isso a cortamos quando ela atinge 25 cm de altura. Suporta 2 ou 3 cortes. É laxante, reconstituinte, diurética e estimulante da vesícula. O suco das sementes de milho germinadas ou do leite ou soro obtidos delas pode ser usado no tratamento de males do fígado.

Trigo

As folhas do trigo possuem propriedades depurativas e regenerativas do organismo. São muito ricas em vitaminas A, B e C e em sais minerais. Seu suco é capaz de eliminar toxinas, elementos radioativos e todo tipo de poluentes.

O teor de proteínas dessas folhas é alto (quando desidratadas, chega a 40%) e, diferentemente de outras fontes protéicas, não sobrecarregam os rins nem o fígado. Têm poder purificador tão amplo que seu suco pode ser usado para gargarejos e bochechos, lavagens vaginais e intestinais, ou em cataplasma para feridas e abcessos[4]. Notamos também esse poder purificador quando colocamos um maço delas dentro da água a ser filtrada ou, ainda, na água destinada à limpeza de frutas, legumes e verduras, pois neutraliza resíduos tóxicos.

Os brotos do trigo contêm, a partir do 8º dia de germinação, todos os animoácidos essenciais.

O valor do girassol

O girassol é rico em proteínas e tem todos os aminoácidos essenciais. Possui boa quantidade de minerais, bem equilibrados, sendo especialmente abundantes o cobre, o ferro e o zinco.

---

[4] Vide GUIA PRÁTICO DE TERAPÊUTICA EXTERNA, de Dr. José Maria Campos (Clemente), Editoras Cultrix/Pensamento.

Entre suas vitaminas estão a A, a B, a D, a E e a K. É indicado no tratamento da esclerose múltipla e de outras afecções nervosas, por seu teor de vitamina D e de complexo B; indicado também no tratamento de asmas, bronquites, artrites e úlceras, por seu teor de vitamina A.

As propriedades das plantinhas novas de girassol (em torno de 25 cm de altura) são semelhantes às das sementes e podem ser usadas inteiras nos sucos.

Algumas receitas[5]

Folhas e talos de alfafa com suco de lima-da-pérsia

♦ Bater no liquidificador 1 maço de folhas e talos de alfafa com 150 ml de água ou soro de algum cereal ou leite de alfafa e peneirar.

♦ Acrescentar o suco de lima-da-pérsia até completar o copo e misturar bem.

A lima-da-pérsia, um dos cítricos mais alcalinos, é indicada para disfunções estomacais como acidez, úlceras e gastrites.

Folhas de aveia com capim-cidreira

♦ Bater no liquidificador separadamente os ingredientes com soro ou leite de aveia, peneirar e misturar.

♦ Acrescentar gotas de limão e melado.

Esse suco é calmante e recomendável ao entardecer.

Folhas de centeio com folhas de beterraba e de nabo

♦ Bater no liquidificador 1 maço de folhas de centeio, 2 folhas de beterraba e 1 folha de nabo.

♦ Peneirar e acrescentar gotas de limão e melado.

Esse suco é recomendável para anemias.

---

[5] Para ação mais concentrada, usar folhas de um só tipo de cereal com soro ou leite do mesmo cereal.

Folhas de trigo

- Bater no liquidificador separadamente, com soro ou com leite de trigo, 1 maço de folhas de trigo.
- Peneirar e tomar puro ou com limão e melado.

Esse suco é depurativo e reconstituinte do organismo. Se a ele adicionarmos folhas de assa-peixe e quebra-pedra, poderá servir para dissolver pedras dos rins.

Folhas de trigo com folhas de couve e de rabanete

- Bater no liquidificador algumas folhas de couve e de rabanete com um pouco de soro de trigo. Peneirar.
- Fazer o mesmo com folhas de trigo.
- Misturar os dois líquidos resultantes, acrescentando limão e melado.

Esse suco é depurativo e reconstituinte do organismo. Pode ser usado para artrites e artroses.

Folhas e talo de milho

- Cortar a plantinha de milho quando ela atingir aproximadamente 25 cm de altura.
- Batê-la no liquidificador com um pouco de soro de milho.
- Peneirar e misturar limão e melado.

Esse suco é reconstituinte do organismo e mineralizante. Pode ser usado para combater anemia e como complemento vitamínico.

Folhas e talo de girassol

- Cortar a plantinha de girassol quando ela atingir aproximadamente 25 cm de altura.
- Batê-la no liquidificador com leite de girassol.
- Peneirar e misturar limão e melado.

Esse suco é reconstituinte do organismo e mineralizante. Pode ser usado no tratamento de anemia, diabetes, hipoglicemia e também como complemento vitamínico.

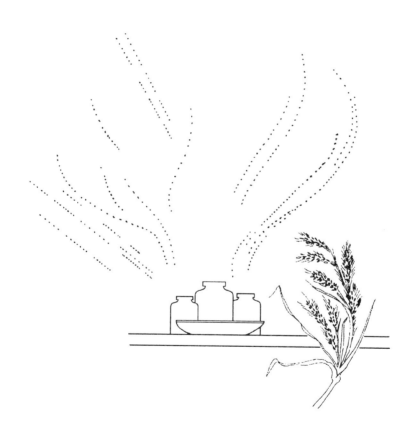

Sementes germinadas

A importância das sementes germinadas

Todas as sementes têm um embrião no interior, e nele a vida se mantém latente. Passam por modificações profundas quando colocadas em contato com a água, em temperatura e ambiente adequados. Submersas, as sementes têm suas dimensões aumentadas e sua casca perde a rigidez. O embrião começa a desenvolver-se, dando partida à germinação. Inúmeras transformações vão sucedendo e, no despertar da vida, seu potencial amplia-se e revela-se energia nutritiva.

Ao brotar, o embrião encontra na própria semente os nutrientes de que necessita: vitaminas, proteínas, enzimas[1], carboi-

---

[1] As enzimas incumbem-se de reunir tudo aquilo que ajude as células a chegarem ao seu estado ideal de saúde e manterem-se nele. Apartam, dissolvem ou transformam o que não se integra na vida celular e que pode degradála. A esses pequenos trabalhadores cabe grande parte da transformação dos elementos em proteínas assimiláveis pelo corpo e a dissolução de amido em açúcares e de certas gorduras em outras de mais fácil absorção. Porém, as enzimas são delicadas e perdem seu potencial se submetidas a temperaturas acima de 45°C. Hoje em dia, muitas enfermidades são agravadas por falta de enzimas no organismo, pois a ausência delas resulta na redução da capacidade de incorporação, assimilação e transformação de nutrientes.

As enzimas existem não só no reino humano e no animal. O reino vegetal é fonte riquíssima de enzimas úteis ao metabolismo dos corpos humanos. Um modo de se ter acesso a elas é dispor dos alimentos ao natural, sem cozimento. Todavia, quando a poluição do solo, da água e do ar, bem como a falta de cuidado na produção dos alimentos, impede que essa prática seja largamente aplicada, outras formas de preparo dos alimentos, tais como as que aqui apresentamos, podem ser empregadas.

dratos[2] e oligoelementos[3]. A germinação potencializa essas substâncias, e o poder nutritivo da semente se multiplica, tornando disponível a energia solar e cósmica armazenada nela.

Nos ensinamentos do Agni Yoga, afirma-se: "Para cada semente pode-se achar um solo. A semente já contém energia psíquica. Os antigos possuíam o conhecimento da extração da energia psíquica no momento do amolecimento da semente. Aqui está o exemplo de como o amolecimento dá origem ao movimento".

Transformações biológicas de fundamental importância para o organismo humano ocorrem nas sementes quando germinam, por isso é cada vez maior o número de pessoas que as usam na alimentação. Essas transformações são as seguintes:

- Nas fases de germinação, as enzimas ganham relevo especial, o que raramente volta a ocorrer em todo o resto da vida da planta.
- A tendência a acidificar o sangue, comum nos grãos não germinados, torna-se capacidade de alcalinizá-lo.
- As gorduras são transformadas em óleos, mais solúveis e assimiláveis.
- O amido, que não é facilmente absorvido pelo corpo, é reduzido a açúcares mais simples.
- Os minerais são incluídos em substâncias que os tornam mais acessíveis ao organismo.
- As vitaminas são as que em maior medida se transformam, pois seu potencial é aumentado. A vitamina A multiplica-

---

[2] Classe de substâncias químicas em que os açúcares estão incluídos. Também denominados glucídios, os carboidratos armazenam grande teor energético, que deve ser dado ao organismo dosadamente, para facilitar sua assimilação. São fontes de carboidratos: cereais, frutas, mel e raízes feculentas, como a batata, o inhame e a mandioca.

[3] Oligoelementos são elementos químicos (por exemplo, cobre, cobalto, flúor, iodo, manganês, zinco, etc.) existentes no organismo em pequeníssima concentração, apesar de exercerem tarefas importantes.

se. A quantidade de vitamina C, quase desprezível nas sementes, amplia-se consideravelmente na germinação; no trigo, por exemplo, o acréscimo é em torno de 600%. O complexo B, na aveia, cresce na proporção de 500% a 1500%.

Em contato com a água, portanto, as sementes sofrem mudanças: deixam de ser alimentos concentrados e de difícil digestão, para tornarem-se leves, de fácil assimilação orgânica. Quando nos alimentamos com sementes germinadas ou seus derivados, recebemos a energia cósmica oculta no interior dos grãos, a mesma energia capaz de fazer surgirem raízes, caules, folhas, flores e frutos da planta que seria gerada. Esse formidável manancial traz ao organismo humano tal força de vida que, ao tocar cada célula, molécula ou átomo, os chama à renovação.

Trabalhamos com sementes germinadas durante um período suficientemente longo para nos familiarizar com elas e observar os benefícios que trazem. Tivemos inúmeras oportunidades de perceber o seu valor, pois sempre se apresentavam como verdadeiras portadoras de seiva de vida. Tendo-as como parte e complemento de processos de cura, nossas experiências com elas tiveram notáveis resultados positivos.

Como obter sementes germinadas

Aos que não têm experiência alguma com a germinação de sementes, gostaríamos de fazer duas recomendações: iniciar com grãos de trigo, milho ou centeio, cujo manuseio é simples, e não usar os que tenham recebido tratamento com agrotóxicos. Chamamos especial atenção para este último ponto, pois se não for observado resultará na ingestão de substâncias nocivas e no apodrecimento das sementes durante a germinação.

Serão necessários:

- Frasco de vidro de boca larga.
- Gaze ou pano de algodão bem fino e vaporoso.
- Elástico ou cordão para prender firmemente a gaze na boca do frasco.
- Base para sustentar o frasco virado de cabeça para baixo, inclinado.

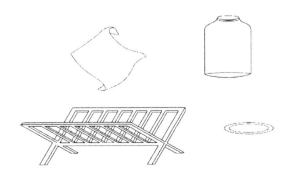

Com esse material em mãos, o procedimento básico é o seguinte:

- Lavar bem as sementes e colocá-las no frasco, com água até cobri-las. As sementes mais duras (arroz, girassol, milho e trigo) devem ficar de molho de 8 a 12 horas. As mais tenras (agrião, alfafa, cevada, centeio e gergelim), só de 4 a 6 horas. Sementes de aveia e sementes pequenas (mostarda ou rúcula) não se colocam de molho. São apenas lavadas.
- Ao fim desse período, retirar a água, que deve ser descartada, pois contém então inibidores da ação das enzimas e elementos tóxicos.
- Lavar novamente as sementes e colocá-las no frasco, fechando-o em seguida firmemente com gaze.
- Deixar o frasco de cabeça para baixo, porém inclinado, para evitar que as sementes tampem toda a entrada de ar. Mantê-lo nessa posição, coberto por um pano limpo, em lugar escuro, para a germinação realizar-se.

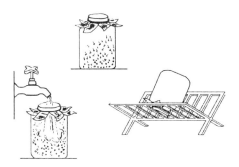

- As sementes devem ser lavadas 2 ou 3 vezes ao dia, de modo que o ambiente do frasco se conserve sempre úmido.
- Pode-se dizer que os brotos têm o desenvolvimento ideal após 2 a 7 dias, mas essa informação é genérica, já que o

37

tempo de germinação depende da espécie de sementes e do clima.

♦ Logo que a germinação tiver chegado ao ponto ideal, é necessário lavar bem os brotos em uma peneira, para eliminar as cascas. No caso do girassol, é preciso tirar manualmente as cascas, uma por uma.

♦ As sementes germinadas podem ser usadas cruas, como ingredientes de sucos nutritivos ou em saladas, cremes, sanduíches e outros.

♦ Em saladas, as sementes germinadas também devem ser ingeridas cruas, salvo as das leguminosas, que precisam ser fervidas ou cozidas no vapor durante 15 minutos.

♦ As sementes germinadas devem ser guardadas na geladeira, caso não sejam consumidas logo. Podem, assim, conservar-se por vários dias, desde que se tenha a precaução de lavá-las diariamente e escorrer a água.

Outra opção para a germinação de sementes é usarmos um saquinho de tule ou do tipo disponível no mercado para se colocarem roupas na máquina de lavar. As sementes ficam dentro desse saquinho, em vez de em frasco de vidro, e o penduramos em lugar tranqüilo, sombreado e arejado, lavando-as 2 ou 3 vezes ao dia, até que apareçam os brotos[1].

---

[1] Para informações complementares sobre sementes germinadas, vide PLANTAS QUE AJUDAM O HOMEM, de Dr. José Maria Campos (em co-autoria), Editoras Cultrix/Pensamento.

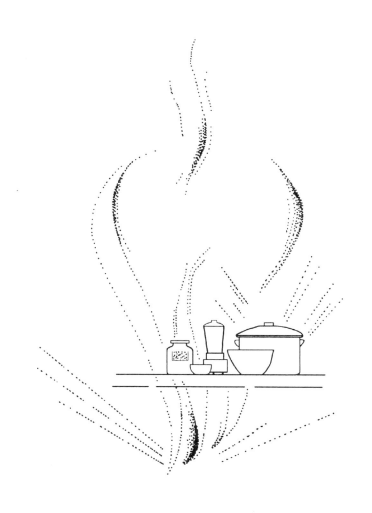

Leites, soros e bebidas energéticas obtidos de grãos

Leites de sementes germinadas e soros

Das sementes germinadas obtemos derivados muito ricos em nutrientes: leites que podem ser tomados por qualquer pessoa. São especialmente indicados para crianças, convalescentes e idosos. Descreveremos a seguir o procedimento para consegui-los e daremos também algumas sugestões para o seu emprego na culinária.

Para a obtenção dos leites, podem ser usadas as sementes de todos os cereais e também as de girassol, as de alfafa e de algumas outras leguminosas; estas últimas devem ser sempre fervidas ou colocadas no vapor por 15 minutos antes de usadas. As sementes são batidas no liquidificador com água pura e depois coadas, extraindo-se assim o leite. Isso pode ser feito em qualquer momento do seu ciclo de germinação que, a depender do tipo da semente, dura de 2 a 7 dias, como já vimos[1].

Em nossa experiência, temos utilizado:

1º — sementes no início do ciclo de germinação, quando ainda não despontaram os brotos;

2º — sementes na fase intermediária do ciclo de germinação (de 1 a 3 dias após o início), cujos brotos atingiram 2 ou 3 milímetros de comprimento;

---

[1] Vide "Como obter sementes germinadas", na página 36.

3º — sementes no final do ciclo de germinação (de 5 a 7 dias após o início).

Recomenda-se não cozinhar os leites de sementes germinadas do 2º e do 3º tipo acima descritos, pois temperaturas superiores a 45°C destroem as enzimas. Pode-se ferver o leite do 1º tipo, obtido em tempo mais breve; recomenda-se fazê-lo com canela e, ao desligar o fogo, adicionar mel. Sugerimos também empregá-lo em mingaus de farinha. Neles, em vez de diluir a farinha em água, deve-se fazê-lo no leite do cereal escolhido para o mingau, por exemplo, farinha de painço no leite de painço. Outra opção é usá-lo em bolos: em vez de água ou leite de vaca, colocar leite de trigo.

O 2º e o 3º tipo de leite, mais ricos em enzimas, devem ser consumidos de preferência frios, embora possam sofrer ligeiro aquecimento sem prejuízo. Para usá-los em cremes:

♦ Bater no liquidificador o leite de algum tipo de sementes germinadas com frutas e/ou legumes.
♦ Adicionar ervas a gosto.

Sugestões:

♦ 1 copo de leite de arroz, 1 maçã e 1 cenoura. Ao servir, adicionar uva-passa e melissa.
♦ 1 copo de leite de painço, 1 manga e 3 ou 4 folhas de hortelã.
♦ 1 copo de leite de aveia[2] e $1/4$ de abacate.

O 3º tipo de leite é especialmente adequado, também, para vitaminas e sucos:

♦ Bater no liquidificador 1 copo de leite de girassol, 1 fatia de beterraba e $1/2$ maçã.

---

[2] Observação: pode-se obter um leite também nutritivo (embora não tanto quanto com a aveia germinada) simplesmente deixando aveia em flocos de molho de 4 a 6 horas e batendo-a depois, com água, no liquidificador.

- Bater no liquidificador 1 copo de leite de alfafa com 1 maço de alfafa. Peneirar e adicionar mel.
- Bater no liquidificador 1 copo de leite de aveia, 1 goiaba e 1 maracujá. Se necessário, adicionar mel ou melado. (As frutas que têm muitas sementes, como a goiaba e o maracujá, devem ser liquidificadas com um pouco de água e coadas. O suco assim obtido é que deve ser misturado ao leite.) Essa vitamina é recomendada para a noite, porque harmoniza o indivíduo para o sono.

ഃ൫ ൯ ഃ൫ ൯

Com o processo de germinação das sementes, podemos obter também soros de grande importância vitalizadora e curativa e, com eles, leites ainda mais enriquecidos. Esses soros e leites especiais são mais apropriados para acompanhar hortaliças e frutas em sucos e cremes, conforme mencionamos em capítulos precedentes, com muito bons resultados em tratamentos de depuração, regeneração e nutrição do organismo. São empregadas, preferencialmente, sementes de cereais.

A seguir, daremos uma receita básica para a obtenção de soro e leite de trigo. Essa mesma receita é aplicável a diversas sementes, com algumas variações.

- Lavar bem as sementes de trigo.
- Deixá-las de molho durante 8 horas[3].
- Após esse tempo, escorrer a água e desprezá-la.
- Colocar as sementes dentro de um frasco de vidro com boca larga e este em uma base que o deixe inclinado, virado para baixo e vedado por um pedaço de tela, de tule ou de gaze preso por elástico. Em lugar de frasco de vidro,

---

[3] No caso do trigo, do milho e do arroz, as sementes devem ficar de molho de 8 a 12 horas. No caso de sementes menos duras, como a aveia, o centeio e a cevada, 4 a 6 horas de molho são suficientes para estimular o processo de germinação.

as sementes podem ser colocadas para germinar em um saquinho de tule.

♦ Mantê-las no frasco de vidro ou no saquinho durante 2 dias, lavando-as 2 ou 3 vezes ao dia, o que permite o surgimento dos brotos.

♦ Quando os brotos alcançarem 2 mm de altura, lavá-los bem, cobrindo-os com água na proporção de $2/3$ de água para $1/3$ de brotos. Se estiverem em saquinho, passá-los para outro recipiente.

♦ Deixá-los descansar por mais 2 dias, assim mergulhados na água, sem receber luz solar diretamente. Em locais de clima quente, às vezes até menos tempo é suficiente para essa etapa, ao fim da qual o líquido — então no ponto de *soro* — estará pronto para ser utilizado.

♦ Repetir 2 vezes essa etapa de descanso para a obtenção de soro, deixando os brotos na água por 2 dias de cada vez.

♦ Ao final do segundo ciclo de descanso, obtemos o segundo soro, que tem propriedades nutritivas e curativas semelhantes às do primeiro.

♦ Ao final do terceiro ciclo de descanso, bater no liquidificador todo o conteúdo do frasco — grãos e soro — e coá-lo em peneira. O líquido assim obtido é o *leite das sementes germinadas*, no caso, leite de trigo.

Como esse procedimento se aplica a todos os cereais, podemos ter soros e leites com diferentes propriedades.

℘ ☙ ℘ ☙

Os resíduos da filtragem dos leites de sementes germinadas, quando não muito fibrosos, podem ser aproveitados de diversas maneiras. Uma delas é usá-los em biscoitos de fácil elaboração, como veremos no capítulo "Biscoitos de cereais germinados". Outra é acrescentar-lhes castanhas e frutas secas e servi-los como creme sobre frutas frescas. Podemos também misturá-los em sopas e saladas.

Leite de sementes oleaginosas

Há duas formas de preparar o leite de sementes oleaginosas: colocando-as de molho ou moendo-as. Algumas sementes precisam ser passadas em água quente para perder a película. É o caso da amêndoa, do amendoim e da avelã, por exemplo.

Leite de sementes colocadas de molho

♦ As sementes não devem chegar ao ponto de germinar, porque nesse caso o leite se tornaria amargo. Basta deixá-las de molho:

  ♦ amêndoa — 24 horas
  ♦ castanha de caju (sem torrar) — 12 horas
  ♦ castanha-do-pará — 48 horas, trocando a água diariamente
  ♦ gergelim — de 4 a 6 horas
  ♦ girassol — 8 horas
  ♦ linhaça — 12 horas

♦ Bater no liquidificador 1 colher de sopa de sementes com um pouco de água fresca (não usar a do molho).
♦ Coar, para obter um leite mais digestivo. O bagaço pode eventualmente ser usado em pães, doces ou cremes.

Assim preparados, esses leites são especialmente indicados para crianças, idosos e pessoas que fazem dietas leves.

Leite de sementes moídas

♦ Moer as sementes.
♦ Misturar o pó com água quente.
♦ Deixar esfriar e então bater no liquidificador.
♦ As medidas para preparar leite de gergelim ou de girassol, por exemplo, são: 8 porções de água para 1 de sementes. Para o leite de castanhas e o de amendoim, são: 10 a 12 porções de água para 1 de sementes.

ಬಲ ೮3 ಬಲ ೮3

Diferentes formas de utilização dos leites

Cremes

♦ Bater no liquidificador o leite de um tipo de semente oleaginosa com 1 ou 2 frutas, de preferência ácidas. Quando usarmos frutas secas, também deverão ser das ácidas, como abacaxi, damasco e algumas variedades de uvas e maçãs, pois combinam melhor.
♦ Adicionar ervas a gosto.
♦ Para os cremes não é necessário coar o leite; pelo contrário, um leite mais espesso os enriquecerá e lhes dará mais consistência e sabor.

Sugestões:

♦ 1 copo de leite de castanhas-do-pará e 1 fatia de mamão. Adicionar basilicão picado.
♦ 2 maracujás batidos rapidamente no liquidificador, com pouca água e coados, e 1 copo de leite de sementes de girassol.
♦ 1 copo de leite de amêndoas com 1 fatia de abacaxi. Adicionar hortelã picada.
♦ 1 copo de leite de castanhas de caju com 3 damascos-passas ou $1/2$ xícara de morangos frescos previamente colocados de molho. Adicionar manjerona picada.

- 1 copo de leite de gergelim com 5 nêsperas.
- 1 copo de leite de girassol com $1/2$ xícara de acerolas.
- 1 copo de leite de castanhas-do-pará com $1/2$ xícara de siri-güelas batidas no liquidificador com pouca água e coadas.

Leites quentes

São especialmente adequados para o inverno. Quando necessário, pode-se adoçá-los com um pouco de mel.

Sugestões:

- Leite de amêndoas.
- Leite de avelã com uvas-passas ácidas, lavadas e deixadas de molho no próprio leite.
- Leite de castanhas.
- Leite de gergelim fervido com canela, cravo, raspas de laranja ou mexerica.

Leites com frutas ou brotos

São especialmente adequados para o verão. Sugestões:

- Leite de linhaça[1] com salada de frutas picadas. Preferencialmente não usar mais de 3 frutas.
- Leite de amêndoa com morangos.
- Leite de sementes de girassol com brotos de girassol.
- Leite de castanhas de caju (não torradas) com pedacinhos de abacaxi.

---

[1] Indicado em transtornos de ácido úrico, úlceras estomacais e diabetes.

Leite de soja

O leite de soja[1] é muito nutritivo. Além disso, dele obtém-se o iogurte e o tofu, mais recomendados e largamente empregados na culinária. Deles falaremos adiante, em capítulos específicos. Para conseguir o leite, o procedimento é o seguinte:

- Lavar os grãos de soja e deixá-los de molho de 6 a 8 horas, ou até que inchem[2]. Escorrer a água.
- Bater a soja no liquidificador, usando, para cada copo de grãos, 2 de água.
- Coar, se necessário com coador de pano, espremendo bem.
- Levar ao fogo, mexendo até ferver. Baixar o fogo e deixar cozinhar de 20 a 30 minutos, aproximadamente.

Em vez de bater a soja no liquidificador e coá-la, pode-se também levá-la direto ao fogo para cozinhar, após ter ficado de molho.

O resíduo do coador é chamado *okara*, e pode ser aproveitado. Basta cozinhá-lo no vapor ou levá-lo ao fogo normalmente, acrescentando água aos poucos. Pode-se temperá-lo e usá-lo como farofa, ou juntá-lo com outros ingredientes em bolos, tortas e biscoitos. Ressalvamos, porém, que não é indicado para os que têm dificuldades de digestão.

---

[1] Vide outras informações sobre a soja em CURAS PELA QUÍMICA OCULTA, de Dr. José Maria Campos (Clemente), Editoras Cultrix/Pensamento.

[2] É importante utilizar grãos cultivados sem agrotóxicos.

Bebidas energéticas feitas de sementes tostadas

Essas bebidas, feitas de grãos tostados e posteriormente moídos, são muito estimulantes e ativam a circulação. É bastante simples obtê-las. Os grãos devem ser selecionados e lavados. Cada tipo de grão precisa ser tostado separadamente, pois possui ponto e tempo de tostadura específico. Pode-se utilizar tanto uma panela ao fogo e ir mexendo os grãos com colher de pau, quanto um torrador de café.

Grãos como o feijão azuki e o feijão guandu devem adquirir cor semelhante à do café comum torrado. Cereais como o arroz, o trigo, o milho e o centeio, por sua vez, estão no ponto ideal quando apresentam uma cor de ouro envelhecido. Apesar de tais variações, em geral as sementes estão tostadas ao atingirem o tom dourado.

Depois de frios, os diversos tipos de grãos são misturados e moídos em moinho ou liquidificador. O resultado é uma farinha grossa, que pode ser guardada em frasco de vidro ou em recipiente de metal bem tampado.

Indicaremos a seguir algumas misturas, apenas como sugestão. Novas combinações podem ser criadas. Além disso, podem-se usar diferentes proporções:

♦ feijão azuki — 60%
milho — 30%
gergelim — 10%

49

- milho doce — 90%
  girassol — 10%
- centeio — 85%
  girassol — 15%
- feijão guandu — 100%

Para preparar a bebida, colocar 1 colher de sobremesa do pó em 250 ml de água fervente. Desligar o fogo, tampar e deixar descansar por alguns minutos. Coar e servir.

Também podemos preparar leites energéticos com o pó de sementes tostadas. Eis algumas sugestões de combinações:

- arroz — 1,200 kg
  gergelim — 350 g
  soja — 80 g
- trigo — 800 g
  castanha de caju — 300 g
  soja — 100 g
- aveia — 1 kg
  girassol — 350 g
- grão-de-bico — 1 kg
  sementes de trigo germinadas e secas — 300 g
  sementes de abóbora — 200 g

Para elaborar o leite, acrescentar 100 g do pó a 1 litro de água fria. Levar ao fogo alto até levantar fervura e abaixar então para o mínimo, onde deve permanecer por 10 minutos. Desligar o fogo, tampar e deixar descansar por mais 10 minutos.

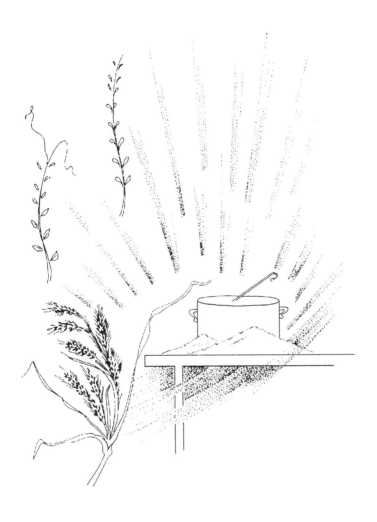

Farinhas

Farinhas de cereais e outras

Podem ser utilizadas em caldos, cremes, pudins, molhos, bolos e pães. Sugerimos que os ingredientes dessas farinhas sejam tostados antes de moídos, pois assim suas substâncias são transformadas, tornando-se mais aromáticas e voláteis.

Para obter uma farinha de cereal, basta selecionar e moer os grãos. Pode-se, para isso, empregar um pilão, caso não haja moinho disponível. No caso do milho, a farinha deve ser peneirada para se separarem as cascas, que podem ser usadas como adubo orgânico. No caso dos outros cereais, é preferível utilizá-los integrais, pois perdem muitos dos seus nutrientes ao terem a película retirada.

As farinhas de cereais podem ser usadas puras ou enriquecidas com outras. Abaixo, alguns exemplos de combinações com farinha de arroz ou fubá:

Com brotos de trigo e gergelim

Ingredientes
+ farinha de arroz — 70%
+ farinha de brotos de trigo secos — 20%
+ gergelim torrado — 10%

Modo de fazer
+ Passar no moinho a mistura de farinha de arroz, farinha de brotos de trigo secos e gergelim.

Com canela

- Misturar bem canela em pó ao fubá ou à farinha de arroz (para 1 kg de farinha, 1 colher de sopa de canela em pó).

Com castanhas

Ingredientes
- fubá ou farinha de arroz — 85%
- castanha-do-pará triturada — 15%

Modo de fazer
- Passar no moinho, misturadas com fubá ou com farinha de arroz, as castanhas-do-pará previamente trituradas em liquidificador ou processador.

Com coco

Ingredientes
- fubá ou farinha de arroz — 1 kg
- coco fresco — 1

Modo de fazer
- Retirar o coco da casca e ralá-lo ou passá-lo no processador para obter flocos finos.
- Umedecer a farinha, vertendo pouco a pouco a água do coco sobre ela e misturando-as com as mãos.
- Colocar o coco em uma panela com um pouco dessa farinha umedecida e tostá-los. O ponto ideal é aquele em que ao tomarmos um dos flocos entre os dedos ele se parte, demonstrando estar bem seco.
- Acrescentar o resto da farinha e, sempre mexendo com colher de pau, aquecê-la para retirar o excesso de umidade.
- Misturar bem o coco com a farinha.

Com feijão azuki e gergelim

Ingredientes
- fubá ou farinha de arroz (ou o cereal em grão) — 60%
- feijão azuki — 30%
- gergelim torrado — 10%

Modo de fazer
- Lavar o gergelim e tostá-lo em uma panela, mexendo sempre com colher de pau. Para verificar se está no ponto correto de tostadura, podemos experimentar o seu sabor e aroma, que devem ser semelhantes ao do amendoim torrado. Outro modo de verificar isso é tomar alguns grãos entre os dedos e esfregá-los: devem desfazer-se com facilidade.
- Misturar os três ingredientes e moê-los.

Com gergelim

Ingredientes
- fubá ou farinha de arroz — 80%
- gergelim torrado — 20%

Modo de fazer
- Passar no moinho o gergelim misturado ao fubá ou à farinha de arroz.

Com grão-de-bico e girassol

Ingredientes
- farinha de arroz — 80%
- grão-de-bico tostado — 10%
- sementes de girassol — 10%

Modo de fazer
- Passar no moinho as sementes de girassol misturadas à farinha de arroz e ao grão-de-bico, que absorverão o óleo durante a moagem.

৳১ ৫৪ ৳১ ৫৪

Apresentamos a seguir outras farinhas, que podem também ser usadas para farofas e para misturas com legumes cozidos no vapor:

Farinha de mandioca

É feita de mandiocas frescas e cruas, descascadas, raladas e prensadas. Devemos desmanchar essa massa prensada, peneirá-la e levá-la a um tacho para torrar ou ao sol para secar. Obtemos assim a farinha torrada ou a farinha seca ao sol.

Farinha de tapioca (também chamada goma e polvilho)

Ao prensar a mandioca, dela se desprende um caldo branco. Deixando-o repousar e retirando-se o líquido, resta uma massa muito fina que, peneirada e colocada ao sol, resulta na farinha de tapioca.

Farinha de puba

É feita da mesma forma que a de mandioca; porém, após descascar as mandiocas, devemos deixar que fermentem em água até ficarem completamente macias; o restante do processo é igual ao já descrito.

Farinha de beiju (milho fermentado)

Lavar e deixar de molho por 7 dias 1 kg de canjiquinha amarela, trocando a água diariamente. Após esse tempo, escorrer a água e passar o milho num moinho, processador ou moedor de café. Umedecer levemente essa farinha e levá-la ao tacho (ou panela) previamente aquecido, mexendo com colher de pau. Com o calor se formarão flocos de milho que devem ser tostados até dourarem.

Farinha de okara

Colocar o *okara*[1] em um pano de algodão e prensá-lo para extrair o máximo de líquido possível. Retirá-lo do pano e passá-lo na peneira. Preaquecer o tacho ou panela em fogo brando, para o *okara* não aderir ao fundo. Mexê-lo continuamente e, com ajuda de espátula, ir desprendendo-o na medida da necessidade. Quando a farinha secar, aumentar o fogo e tostá-la até dourar.

---

[1] Vide "Leite de soja", na página 48.

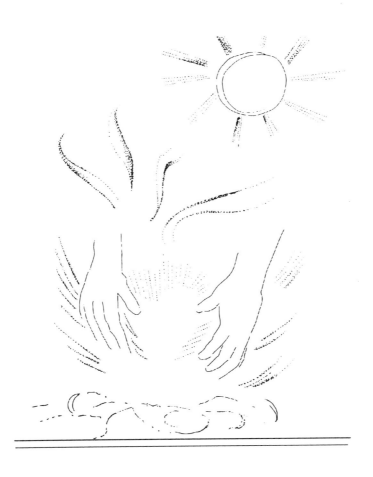

Pães e biscoitos

Pão de farinha de trigo integral

O segredo de um bom pão está:

Na maneira de amassá-lo

Quanto mais o amassamos, mais ele se transforma, vai tomando cor e textura diferentes, começa a responder ao nosso toque. Se o fizermos com uma atitude de entrega e amor ao Todo, a massa a incorporará e a substância do pão, além de sabor, cor e aroma, adquirirá vida.

Na sua fermentação

Não devemos apressar o processo de crescimento do pão. O ideal é deixá-lo crescer até que se formem pequenas bolhas na massa ou que ele atinja um volume maior e fique fofo. O tempo seria entre 5 e 8 horas, dependendo do clima.

Na sua assadura

Se os pães forem preparados em forno, manter o fogo baixo nos primeiros 20 minutos e depois alto até terminar de assar, o que dura em média 45 minutos. Os climas e os fornos nunca são iguais, e por isso cada pessoa deve encontrar a forma adequada às condições em que trabalha.

Fazer pão é uma experiência viva, dinâmica. Prove-a.

Receita básica

Ingredientes

- 750 g de farinha de trigo integral
- 2 colheres de sopa de óleo (de girassol, de arroz ou de milho)
- 1 colher de chá de sal
- 1 colher de chá de fermento biológico
- 1 1/4 copo de água morna

Fermento

- Diluir o fermento em um pouco de água morna, adicionar 2 colheres de sopa de farinha e misturar tudo até obter um creme. Deixar levedar em lugar bem aquecido ou ao sol, coberto com pano, até que comece a crescer.

Preparo do pão

- Colocar a farinha, o sal e o óleo em uma vasilha de louça ou vidro, de preferência redonda. Para integrar bem o óleo na massa, tomar aos poucos essa mistura entre as mãos e esfregá-la até toda a massa estar homogênea.
- Acrescentar o fermento e a água aos poucos, sovando bem a massa.
- Observar a textura dela e, havendo necessidade, acrescentar mais água ou farinha.
- Sovar bem a massa (cerca de 300 vezes, o que equivale a mais ou menos 30 minutos), para ela ficar mais leve e sutil.
- Cobrir com um pano úmido e deixar levedar em lugar aquecido, por um período de 5 a 8 horas, dependendo do clima.
- Amassar novamente por 10 minutos, colocar na fôrma e deixar crescer por 20 minutos em forno preaquecido e desligado.
- Ligar o forno e assar em fogo baixo por 10 minutos e depois em médio por aproximadamente 25 minutos.
- Retirar o pão da fôrma imediatamente após assado. Colocá-lo sobre uma grelha, coberto com um pano de algodão e tendo por cima uma toalha, até esfriar. Dessa maneira, o pão guarda certa umidade e não se resseca.

Variações

♦ Usando a receita básica, podemos utilizar $2/3$ de farinha de trigo e $1/3$ de outra farinha, como arroz, aveia, centeio e milho.

♦ Podemos adicionar ervas (alecrim ou tomilho), sementes (alcaravia, anis, coentro, endro, erva-doce, funcho, gergelim, girassol ou urucum em pó), castanhas trituradas.

♦ Outra opção para o cozimento do pão é fazê-lo no vapor: forrar uma cuscuzeira com pano de algodão bem fino; colocar água fervente na parte de baixo e o pão na parte de cima, cobrindo-o com pano; tampar a cuscuzeira e levar ao fogo por 1 hora. Para saber se está pronto, basta introduzir uma faca e, se sair seca, o pão estará cozido.

৵ ৎ ৵ ৎ

Utilizamos a receita básica de pão para fazer bolos doces e salgados e pizzas.

Bolo doce

♦ Peneirar a farinha (guardar o farelo para acrescentar em sopas e caldos), adicionar à receita básica de pão mais 1 colher de sopa de óleo, e melado ou rapadura a gosto.

♦ Podemos colocar uma das seguintes combinações:
  ♦ 3 bananas amassadas com $1/2$ xícara de ameixas pretas
  ♦ 1 xícara de castanhas trituradas e uvas-passas
  ♦ 3 cenouras raladas com 1 xícara de doce de marmelo
  ♦ 1 xícara de coco ralado com 1 xícara de abóbora cozida
  ♦ 1 xícara de frutas secas picadas
  ♦ 2 maçãs fatiadas cozidas no vapor com canela e raspas de limão
  ♦ 1 xícara de uvas-passas com raspas de mexerica

♦ Amassar mais um pouco para misturar bem. Enformar e levar ao forno.

Bolo salgado

- Peneirar a farinha, adicionar à receita básica de pão mais 1 colher de sopa de óleo.
- Quando a massa estiver pronta, abri-la e pincelá-la com azeite de oliva.
- Colocar sobre a massa um dos refogados citados a seguir e depois enrolá-la como um rocambole, cuidando de fechar as pontas.
- Untar a assadeira e colocar o bolo.
- Pincelá-lo, agora por cima, com uma mistura de shoyu e azeite de oliva.

Refogados:

- 2 xícaras de pimentão picado e refogado com azeitona preta
- 3 xícaras de repolho e cenoura ralados e refogados, temperados com shoyu e cominho
- Algumas folhas de mostarda refogadas com shoyu e salpicadas com sementes de gergelim
- 2 xícaras de almeirão refogado com 2 tomates e azeitona preta picados
- 2 folhas de taioba refogada com 1 abobrinha, 1 pimentão vermelho (ambos picados) e gengibre ralado
- 2 xícaras de nabo ralado e refogado com suas folhas picadas

Pizza

- Abrir a massa da receita básica de pão sobre uma fôrma untada, até deixá-la bem fininha.
- Levar ao forno em fogo médio por 20 minutos.
- Retirar do forno, colocar um pouco de óleo ou azeite de oliva sobre a massa e cobrir com qualquer um dos refogados usados no bolo salgado ou outros, como os citados mais adiante.
- Retornar ao forno por mais 15 ou 20 minutos, até que a massa esteja assada.

Outro tipo de massa para pizza:

- Triturar um cereal cozido (arroz, triguilho, cevada ou painço), amassando-o com água e shoyu. Em lugar de água, podemos usar suco de cenoura ou de tomate. A consistência ideal é a de uma massa moldável.
- Abri-la sobre uma fôrma untada e levá-la ao forno em fogo médio até que doure.
- Tirá-la e colocar a cobertura desejada, levando-a ao forno novamente por 15 minutos.

Outras sugestões para coberturas de pizza:

- 2 ou 3 xícaras de milho verde refogado com tomates picados e acrescido de salsa
- 250 g de champignons e 3 pimentões picados, refogados com um pouco de óleo e de água e acrescidos de salsa
- 1 maço de espinafre escaldado, picado e misturado com molho branco feito com leite de soja e maisena
- 3 pimentões vermelhos e tofu[1] cortados em quadradinhos, refogados com um pouco de óleo, shoyu e 3 tomates picados e acrescidos de salsa
- 3 xícaras de repolho picado (ou couve fatiada fina) e refogado com um pouco de óleo e de água; adicionar, a gosto, uvas-passas colocadas previamente de molho

---

[1] Vide "Tofu (queijo de soja)", na página 79.

Pães de cereais cozidos

(com fermentação própria)

- Passar 3 copos do cereal cozido[1] no processador, sem água, até obter uma massa.
- Adicionar 1 copo de farinha de trigo integral.
- Sovar bem essa massa (de 20 a 30 minutos).
- Deixar descansar para levedar por algumàs horas, coberta com pano úmido e envolvida em pano seco, exposta ao sol ou em lugar aquecido. Após esse período, retirar e guardar por 2 dias, para continuar a fermentação.
- No ponto ideal de fermentação a massa fica fofa, aumenta de volume e cheira a fermento.
- Misturar à massa assim levedada um pouco de farinha de trigo, se necessário, observando que a massa permaneça fofa. Adicionar também sal e não mais que 2 colheres de sopa de óleo. Amassar bem.
- Deixar descansar por mais um período (de 4 a 5 horas).
- Amassar um pouco mais e colocá-lo em fôrma untada.
- Deixá-lo por 30 minutos em forno preaquecido e desligado ou ao sol por 2 horas.
- Assá-lo em fogo médio por cerca de 45 minutos.

ဆ ര ဆ ര

---

[1] Vide "Princípios de cozimento de cereais e leguminosas", na página 85.

Essa próxima receita mostra-nos como obter o fermento dos próprios ingredientes do pão e como utilizá-lo. Há que ressaltar que esse fermento pode ser reproduzido e cultivado por muitos anos.

Fermento

♦ Colocar em uma vasilha pequena 1 colher de sopa de qualquer cereal cozido e triturado, 2 colheres de sopa de farinha de trigo integral e água morna em quantidade suficiente para fazer um creme.

♦ Misturar bem. Deixar coberto com um pano em lugar aquecido ou ao sol durante todo o dia.

♦ Esse creme chega ao ponto ideal de fermento quando aumenta de volume.

♦ Guardar em geladeira até utilizar.

Massa do pão

♦ Passar 3 copos de cereal cozido no processador, sem água, até obter uma massa.

♦ Adicionar 1 copo de farinha de trigo integral e o fermento, que deve ter sido previamente retirado da geladeira, para que fique com a temperatura do ambiente.

♦ Sovar bem essa massa (de 20 a 30 minutos).

♦ Deixar descansar para levedar por 1 dia, no mínimo, coberta com pano úmido e envolvida em pano seco, exposta ao sol ou em lugar aquecido (o tempo de levedação varia conforme o clima).

♦ Misturar à massa assim levedada mais farinha de trigo, se necessário, observando que a massa permaneça fofa. Adicionar também sal e não mais que 2 colheres de sopa de óleo.

♦ Amassar bem.

♦ Deixar descansar por mais 1 dia, em lugar aquecido ao sol.

♦ Amassar um pouco mais e colocá-lo em fôrma untada.

♦ Deixá-lo por 30 minutos em forno preaquecido e desligado ou ao sol por 2 horas.

♦ Assá-lo em fogo médio por cerca de 45 minutos.

Biscoitos de cereais germinados

- No preparo de biscoitos, podemos utilizar os resíduos dos cereais germinados que foram batidos no liquidificador e coados[1].
- Para dar liga à massa, colocar banana-nanica amassada (de 5 a 6 bananas para 1 xícara de resíduos), doce ou pasta de frutas ou pasta de abóbora cozida (1 1/2 xícara desse ingrediente para cada xícara de resíduos).
- Podemos adicionar algum dos seguintes ingredientes: uvas-passas, ameixas picadas, sementes de girassol, gergelim, erva-doce, coco ralado ou castanhas picadas.
- Misturar tudo muito bem.
- Colocar, com o auxílio de uma colher, os biscoitos sobre a tela de um secador solar ou no forno em fogo bem baixo (até 40°C), para que as enzimas permaneçam vivas.
- O ponto é obtido quando os biscoitos ficam crocantes e se soltam facilmente.

Sugerimos as seguintes combinações:

- Resíduo de aveia germinada, sementes de gergelim, de girassol, castanhas trituradas ou coco ralado e frutas secas deixados de molho da noite para o dia. Adicionar mel no momen-

---

[1] Vide "Leites de sementes germinadas e soros", na página 41.

to de dar forma. Também podem ser utilizados flocos de aveia em vez dos resíduos.

* Resíduos de arroz germinado, banana e gergelim.
* Resíduos de aveia germinada, banana e coco ralado. Se for usado o coco ralado seco, deixá-lo de molho em água por 1 hora.
* Resíduos de centeio germinado, uvas-passas previamente deixadas de molho em água por 1 hora e pasta de mamão ou de manga.
* Resíduos de cevadinha germinada, pasta de abóbora e sementes de abóbora descascadas e picadas.
* Resíduos de painço germinado, pasta de goiaba e casca de mexerica ralada.
* Resíduos de qualquer cereal germinado, 1 fatia de goiabada deixada de molho por 1 ou 2 horas em suco de laranja, raspas de laranja e mel.
* Resíduos de trigo germinado, banana e castanhas de caju trituradas.

Pão como faziam os antigos

- Colocar grãos de trigo de molho por toda a noite.
- Na manhã seguinte, desprezar a água.
- Deixar os grãos em um frasco de vidro, recipiente de louça ou saquinho de tule, lavando-os 2 vezes ao longo do dia.
- Recolocá-los de molho por toda a noite; pela manhã, escorrer a água. Esta pode ser usada para sucos.
- Quando os grãos já estiverem germinados, secá-los ao sol, sobre uma peneira.
- Depois de os grãos estarem secos, moê-los em moinho de café, liquidificador ou pilão, até obter uma farinha fina.
- Amassar essa farinha com pouca água, pois durante o processo de fermentação ela já absorveu uma boa quantidade de água.
- Deixar a massa fermentando por 2 dias, coberta com pano e em lugar aquecido.
- Voltar a sová-la, com as mãos umedecidas numa mistura de azeite de oliva, sal e água.
- Deixar a massa fermentando por mais 1 dia.
- Tornar a sová-la, colocá-la em fôrma e levá-la ao forno em fogo brando por cerca de 45 minutos. Em seguida, passar para o médio por mais 15 minutos, para dourar.
- Retirar o pão do forno e deixá-lo esfriar sobre uma grelha, coberto com pano.

Este pão, por seu processo de fermentação, é alcalino, remineralizante e de fácil digestão, ideal para convalescentes, crianças e idosos.

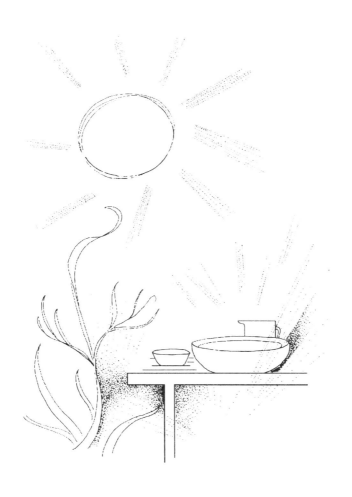

Alimentos obtidos por fermentação natural

Legumes em conserva[1]

Os legumes em conserva são o substrato material para um processo vivo de desenvolvimento de microorganismos, processo que produz nutrientes especiais. Mas são indicados não só pelo seu valor nutritivo. Sua capacidade de revitalizar o sistema digestivo, refrescando-o, vivificando-o e auxiliando-o a eliminar resíduos é notável. A ação das enzimas e lactobacilos das conservas dá-lhes poder revigorante, mineralizante e dissolvente, pois inibe a putrefação dos alimentos e recompõe a flora intestinal.

Porém, há que ressalvar que, embora os legumes em conserva tenham poder de atuação imediata no restabelecimento de energias, em casos de debilitação aguda eles têm pouco efeito, pois requerem uma base já existente no organismo para daí impulsioná-lo a um padrão superior de vitalidade.

A fermentação de legumes para conservas é um procedimento conhecido há muito tempo. Diversos povos antigos realizavam-no com a beterraba, a cenoura, o nabo e sobretudo com o repolho, produzindo assim um alimento de assimilação fácil, recomendado para todos, inclusive crianças e idosos, pois não contém vinagres com aditivos químicos.

Na preparação das conservas, os açúcares dos legumes decompõem-se pela ação de certas bactérias, gerando o ácido

---

[1] Usar de preferência legumes cultivados organicamente, em especial quando são empregados com cascas.

láctico. Nesse processo são criadas, além disso, enzimas que ajudam a digestão.

Nos legumes em conserva existem dois tipos de ácido láctico[2]. Um deles é assimilado perfeitamente pelo organismo e reciclado ou transformado pelos rins. Pode ser usado como antídoto contra a contaminação ambiental, especialmente nos tratamentos de câncer. O outro, biologicamente inativo, é filtrado pelos rins e eliminado.

As conservas são de grande importância para prevenir enfermidades digestivas, assegurando o correto funcionamento do aparato gastrointestinal, e, ademais, enfermidades em geral. São, também, complemento precioso em muitos tratamentos.

ଔ ଓ ଔ ଓ

O preparo das conservas

♦ Passar os vegetais, cada um separadamente, no processador ou ralador fino.

♦ Misturá-los bem, com as mãos, amorosamente.

♦ Adicionar sementes aromáticas.

♦ Colocá-los em pote de vidro de boca larga e tampa hermética. É preciso prensá-los bem e completar o pote até a borda. É fundamental que não reste ar dentro do pote.

♦ Selar com uma folha (de repolho ou brócoli), fechar o pote e não abri-lo até a conserva estar pronta, o que se dará em 4 ou 5 dias.

♦ Colocar ervas aromáticas apenas depois de a conserva ficar pronta, pois algumas, como a sálvia, inibem a fermentação.

♦ Depois de aberta, a conserva deverá ser mantida em geladeira. Enquanto a cor, o sabor e o aroma permanecerem

---

[2] Refere-se aos ácidos dextrogiro e levogiro.

inalterados, estará adequada para o consumo. Contudo, recomendamos não usá-la por mais de 2 semanas.

Eis algumas combinações experimentadas por nós. Cada pessoa perceberá a mais adequada para o seu organismo.

- Abóbora-moranga e gengibre ralados e alguma erva como salsa ou basilicão.
- Chuchu (1 medida), rabanete ($^1/_4$ de medida), talos de aipo ($^1/_4$ de medida), gengibre ralado, zimbro e coentro.
- Nabo, cenoura e salsa (partes iguais de cenoura e nabo). Passar no processador ou num ralador bem fino o nabo (usar também as suas folhas) e a cenoura (apenas a raiz). Adicionar gengibre ralado. Esta conserva é muito rica em cálcio. Recomendamos o seu uso sobretudo em caso de carência de sais minerais.
- Nabo e beterraba (partes iguais), com gengibre ralado e erva-doce.
- Repolho (1 medida), cenoura ($^1/_2$ medida), beterraba ($^1/_2$ medida) e gengibre ralado.
- Repolho (1 medida), beterraba ($^1/_2$ medida) e gengibre ralado, com zimbro ou alcaravia.
- Repolho, endro, gengibre ralado e salsa.
- Repolho e um pouco de pimentão picados e gengibre ralado.

Podemos misturar repolho branco com roxo, mas sugerimos usar em maior quantidade o branco.

ຽ) cs ຽ) cs

Legumes conservados em shoyu e limão ou em mel e limão

- Colocar os vegetais, cortados finos ou fatiados, em um pote de vidro. Acrescentar uma mistura de shoyu e limão

(1 colher de sopa de shoyu para 2 limões) ou de mel e limão (1 colher de sopa de mel para 2 limões). A quantidade dessa mistura deve corresponder a $1/3$ do pote.

- Prensar, pondo um peso em cima.
- Várias vezes por dia, girar o pote para que o caldo umedeça todos os legumes.
- Depois de 3 dias, a conserva fica pronta. Colocar, então, ervas aromáticas.

A seguir, algumas sugestões:

- Brócoli em raminhos e um pouco de pimentão vermelho picado.
- Brócoli em raminhos (1 medida), rabanete fatiado ($1/4$ de medida) e gengibre ralado.
- Chuchu (1 medida), rabanete ($1/2$ medida), talos de aipo em fatias finas ($1/2$ medida) e gengibre ralado.
- Nabo e cenoura em fatias finas (partes iguais) e algumas folhas de aipo picadas.
- Nabo em fatias (1 medida) e pimentão vermelho em rodelas ($1/2$ medida). Um dia antes de terminar o processo de fermentação, adicionar agrião picado.
- Pepino cortado em rodelas e manjerona, salsa ou endro. Essa conserva fica pronta para consumo em 2 dias. Em climas quentes só 1 dia é necessário.
- Repolho (1 medida), cenoura ($1/2$ medida), rabanete ($1/2$ medida) e gengibre fatiados finos ou ralados, endro e salsa picada.
- Repolho cortado bem fino (1 medida), beterraba ($1/2$ medida) e gengibre ralados e zimbro levemente quebrado.
- Repolho cortado bem fino e sementes de coentro quebradas.

෩ ෪ ෩ ෪

Pepinos, berinjelas ou nabos
conservados em água e sal

- Lavar os pepinos, escovando-os bem. Colocá-los inteiros num vidro de boca larga, um ao lado do outro, verticalmente.
- Ferver 2 litros de água com 6 colheres de sobremesa de sal marinho. Deixar essa água esfriar e vertê-la sobre os pepinos.
- Colocar um peso sobre os pepinos. Fechar o vidro e deixar descansando por 1 mês. Após esse período, a conserva estará pronta para o consumo.
- Os pepinos podem ser cortados em rodelas ou picados. Acompanham pratos de arroz, feijão, etc.

O mesmo procedimento pode ser seguido com berinjelas ou nabos.

Vinagres de frutas

Os vinagres feitos por fermentação natural e sem destilação constituem um alimento e também complementam dietas de cura. Ajudam a eliminação do excesso de sódio e de toxinas acumulados nas articulações e vasos sangüíneos. Fixam no organismo os minerais das frutas, assim como os oligoelementos. São fontes ricas de potássio orgânico.

Esses vinagres podem ser ingeridos com saladas ou em jejum, junto com 1 colher de chá de mel ou de melado, em 1 copo com água.

Vinagre de banana

♦ Lavar bananas bem maduras[1] e retirar suas pontas.

♦ Colocá-las em um recipiente, preferencialmente de madeira, e acrescentar água morna na proporção de 1 parte de água para 5 partes de banana. Socar as bananas com um pilão. Tampar.

♦ Deixar em fermentação por 1 mês em lugar fresco.

♦ Coar e filtrar o vinagre, colocando-o em vasilha de vidro previamente escaldada e seca.

♦ Guardar em geladeira para que o processo de fermentação não continue.

♦ Depois de pronto, se desejar, adicionar ervas e sementes aromáticas, que acrescentarão suas propriedades curativas ao vinagre.

---

[1] Especialmente nesse caso, utilizar frutas cultivadas sem agrotóxicos.

Esse mesmo vinagre pode ser feito com maçã, jenipapo, jabuticaba, goiaba, uva e outras frutas.

Vinagres enriquecidos para uso em tratamentos de doenças específicas

♦ Vinagre com folhas de tanchagem

  ♦ Logo que o vinagre de fruta estiver pronto, colocá-lo numa vasilha de vidro com folhas de tanchagem picadas (15 ou mais folhas para 2 litros de vinagre). Deixar descansar durante 1 semana e depois coar e espremer bem as folhas.

  Recomendado como coadjuvante no tratamento de artrites e artroses.

♦ Vinagre com folhas de nabo e agrião

  ♦ Logo que o vinagre de fruta estiver pronto, colocá-lo numa vasilha de vidro com um punhado de agrião e folhas de nabo picadas (7 folhas para 2 litros de vinagre). Deixar descansar durante 1 semana e depois coar e espremer bem as folhas.

  Recomendado como coadjuvante no tratamento de osteoporose, pelo seu alto teor de cálcio e de outros minerais.

♦ Vinagre com folhas de alfafa

  ♦ Logo que o vinagre de fruta estiver pronto, colocá-lo numa vasilha de vidro com folhas de alfafa picadas (1 maço de folhas para 2 litros de vinagre). Deixar descansar durante 1 semana e depois coar e espremer bem as folhas.

  Recomendado para purificar e remineralizar o sangue como, por exemplo, em casos de artrites, sinusites e bronquites.

Iogurte de soja

O iogurte, por sua composição protéica e levemente ácida, favorece o desenvolvimento da flora intestinal, fortalecendo o aparelho digestivo. Pode ser empregado de diferentes maneiras na culinária, em forma de pastas e de cremes. É ótimo com saladas de vegetais frescos e crus, ou com frutas. No inverno pode ser usado com ervas e gengibre ralado. Eis como obtê-lo e como servi-lo:

- Fazer o leite de soja[1].
- Colocá-lo para esfriar em recipiente de vidro ou inox, adicionando, se quiser, gotas de limão.
- Após algumas horas, o iogurte estará pronto.

Podemos servi-lo:

- Com frutas frescas picadas
- Com mel ou melado e canela em pó
- Batido no liquidificador com alguma compota de frutas (banana, goiaba, morango, etc.) ou com ervas, frutas frescas ou legumes crus (abóbora e basilicão, banana-prata e hortelã, beterraba e manjericão, manga e melissa)

Não se deve bater o iogurte no liquidificador por mais de 5 segundos, para que não perca a sua consistência espessa. Preferencialmente, não guardá-lo com frutas e ervas, para evitar deterioração.

---

[1] Vide "Leite de soja", na página 48.

Tofu

(queijo de soja)

O tofu é um queijo de fácil assimilação, rico em proteínas, ferro, fósforo, vitaminas do complexo B e magnésio. É alimento fresco, e equilibra as funções térmicas de alguns órgãos, tais como os pulmões e o intestino grosso. Pode ser usado de muitas maneiras, 2 a 4 vezes por semana, a depender da necessidade de cada um. Não contém colesterol.

+ Ao ferver o leite de soja[1], abaixar o fogo e deixá-lo cozinhar durante 15 minutos. Desligar o fogo e adicionar suco de limão na proporção de 10% do suco para 100% do peso da soja em grão. Misturar lentamente e deixar descansar até que o leite talhe (no mínimo 15 minutos).
+ Coar a massa, se possível com pano.
+ Colocá-la em outro pano, fino, dentro de um escorredor de macarrão ou de uma caixa de madeira com furos, própria para fazer queijos.
+ Fechar o pano para que o tofu não cole na tampa da caixa ou no prato colocado sobre o escorredor de macarrão.
+ Sobre a tampa da caixa já fechada ou sobre o prato, pôr um peso de cerca de 1/4 do peso da soja em grão, para ajudar a escorrer toda a água. Aguardar 1 hora.

---

[1] Vide "Leite de soja", na página 48.

♦ Para desenformar, abrir o pano, retirar cuidadosamente o tofu, mergulhando-o em uma vasilha com água fria.

♦ Para guardar o tofu é importante fervê-lo durante 10 minutos em água suficiente para cobri-lo. Após estar frio, colocá-lo na geladeira mergulhado em água com sal. Trocar a água diariamente. Não convém guardar o tofu por mais de 10 dias.

♦ Podemos também preparar o tofu acrescentando sal e/ou ervas picadas à massa antes de coar o soro.

ഉ ഗ ഉ ഗ

Servirmos o tofu:

♦ Ao natural com ervas frescas, limão e azeite de oliva
♦ Assado ao natural ou temperado com algum molho e ervas
♦ Refogado com óleo e shoyu
♦ Refogado com água e shoyu
♦ Como patê, batido no liquidificador com um pouco de água, azeite de oliva, shoyu e ervas
♦ Batido no liquidificador ou amassado com mel ou melado, como um creme doce para cobertura de bolos ou tortas

O soro extraído ao coarmos o tofu enriquece muito sopas e caldos e pode ser usado também para o cozimento de algum cereal. Ademais, em alguns casos pode ser empregado em processos sutis de cura[2].

---

[2] Vide CURAS PELA QUÍMICA OCULTA, de Dr. José Maria Campos (Clemente), Editoras Cultrix/Pensamento.

Amazake

(arroz fermentado)

Além de muito saboroso, o *amazake*, como todos os preparados com fermentação natural, é um alimento curativo, graças às enzimas que possui e que auxiliam na posterior digestão de outros alimentos. Pode ser feito de arroz integral ou branco.

♦ Primeiro deve-se obter um *koji*, como descreveremos:

- ♦ Lavar o arroz e deixá-lo de molho no mínimo por 3 horas.
- ♦ Cozinhá-lo no vapor (de 45 minutos a 1 hora).
- ♦ Após o cozimento, esperar o arroz esfriar até atingir temperatura em torno de 36ºC. Para isso, espalhá-lo sobre um pano de algodão.
- ♦ Inocular o arroz com o *kin*[1]. Se este estiver em forma de pó, usar 4 g para 5 kg de arroz; se for um *koji-semente*[2], colocar 5 colheres de sopa para 5 kg de arroz. Para uma inoculação bem-feita, lavar bem mãos e braços até os cotovelos com água e sabão, e depois com álcool. Espalhar bem uniformemente o arroz com o inoculante, usando as mãos.

---

[1] Produto obtido do processo de fermentação do arroz, tratado com esporos de *Aspergillus oryzae*. Pode ser adquirido industrializado e em pó, em casas que trabalhem com alimentos importados do Japão.

[2] Para fazer seu próprio *koji-semente*, pegue uma parte do *koji* pronto e deixe que continue o processo de fermentação, em lugar aquecido. O arroz inoculado irá tornando-se cada vez mais amarelado e depois passará a apresentar coloração esverdeada. Nesse ponto, o fungo já se multiplicou muito. Passar esse arroz esverdeado na máquina de moer, transformando-o, assim, numa farinha. Guardá-lo em vasilha de vidro, com tampa, na geladeira.

- Embrulhar o arroz no próprio pano em que foi espalhado, envolvê-lo num cobertor e colocá-lo em uma caixa de papelão ou de madeira.
- Fechar bem a caixa e deixá-la num ambiente aquecido ou, dependendo da temperatura, envolvê-la também em um cobertor.
- Após cerca de 24 horas, aparecerá a "febre" no arroz, a elevação de sua temperatura. Retirá-lo então da caixa, trocar o pano que o envolve, e espalhá-lo novamente, misturando-o bem com as mãos.
- Ele deve permanecer mais 24 horas assim espalhado, coberto com um pano leve ou com um pano e um cobertor, caso o dia esteja muito frio.
- Ao se completarem as 24 horas em que o *koji* passou espalhado sobre o pano, devemos verificar se os grãos de arroz ficaram recobertos por uma substância esbranquiçada, se estão quebradiços, e se se formaram blocos de arroz. Essas características demonstram que a inoculação ficou bem-feita.
- Desmanchar os blocos de arroz e soltá-lo. O *koji* está pronto.

- Para o preparo do *amazake*, cozinhar o arroz com 7 vezes a sua quantidade em água.
- Deixar essa papa esfriar até a temperatura de 45°C a 50°C e adicionar o *koji* (na proporção igual à do arroz cozido), misturando-os bem com colher de pau.
- Colocar tudo em uma vasilha que, por sua vez, será posta em outra cheia de água à temperatura de 60°C, ou colocar a vasilha dentro do forno preaquecido ou envolvê-la em cobertor. Provar até sentir que está bastante doce.
- Peneirar e levar ao fogo mínimo, mexendo sempre. Para o arroz fermentado não queimar ou pasteurizar, cozinhar em temperatura constante de 60°C, por 20 minutos.
- Após haver esfriado, levar à geladeira.
- Podemos servi-lo frio e puro ou levemente aquecido com um pouco de canela e noz-moscada.

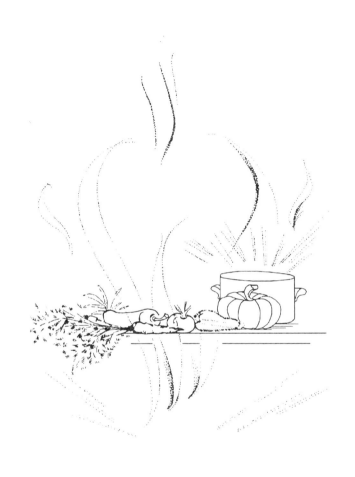

Alimentos energéticos de elaboração simples

Princípios de cozimento de cereais e leguminosas

Em geral, para qualquer tipo de cozimento, deveríamos usar preferencialmente panelas de barro, de pedra, de ferro ou panelas metálicas com fundo triplo. Elas preservam melhor os nutrientes, a cor e o sabor dos alimentos. Com essas panelas não é necessário deixar o fogo aceso até o final do cozimento: basta uma pequena fervura e o cozimento continua, pois elas têm a capacidade de conservar o calor. Outra vantagem é poder levá-las diretamente do fogão para a mesa, dispensando troca de vasilha.

Caso disponhamos apenas de panelas de alumínio, o alimento deve ser retirado delas logo após o término do cozimento, pois desprendem material tóxico.

Cereais

- Lavar bem o cereal.
- Colocá-lo em panela com água fria e deixar em fogo alto.
- Ao começar a fervura, passar para fogo baixo e mantê-lo aceso até que toda a água seja consumida.
- O sal, quando usado, deve ser acrescentado no momento de baixar o fogo.
- Recomendamos não mexer os grãos durante o cozimento.
- Ao desligar o fogo, cobrir a panela com toalha e deixar descansar por 10 minutos.

Outra forma de cozimento, esta mais econômica, é deixar a água ferver por 5 minutos, desligar o fogo, envolver a panela num cobertor e guardá-la por 3 horas numa caixa térmica. Proporção de água para cada medida de cereal:

Cereal	Água	Observações
Arroz integral	2	
Aveia (flocos ou grãos)	2	
Canjica (milho descascado e não-germinado)	3 ou 4	Deixar de molho toda a noite e depois cozinhar até que fique bem macia.
Canjiquinha (grãos de milho triturados)	3 ou 4	Deixar de molho toda a noite e depois cozinhar até que fique bem macia.
Cevada e cevadinha	3	
Milheto	$1^1/_2$	
Painço	2	Com mais 1 medida de água, obtemos um purê
Trigo integral	3	Deixar de molho toda a noite e depois cozinhar até que fique bem macio.
Trigo mourisco	$1^1/_2$	
Triguilho	$1^1/_2$	

Leguminosas

- Lavar a leguminosa e deixá-la de molho toda a noite.
- Fervê-la por alguns minutos na mesma água do molho.
- Trocar a água e fervê-la novamente; a seguir, passar para fogo brando até os grãos estarem bem macios.
- Cinco minutos antes de desligar o fogo, temperar com folhas amargas, como almeirão, catalonha, chicória ou mostarda, pois facilitam a digestão desse tipo de alimento.
- Ao desligar o fogo, acrescentar azeite de oliva e salsa.

Receitas com cereais

Com base em arroz

As diferentes combinações abaixo sugeridas devem ser misturadas a 2 xícaras de arroz previamente cozido[1] e podem ser servidas frias ou levemente aquecidas ao vapor. Adicionar um pouco de azeite de oliva e shoyu.

- 1 beterraba ralada, folhas de mostarda (ou de outra verdura) picadas e gengibre ralado
- 3 cenouras raladas, castanhas picadas e uvas-passas
- 2 maçãs raladas, ameixas pretas picadas, sementes de girassol torradas e salsa
- 6 raminhos de brócoli e $1/2$ pimentão picado
- 1 pimentão vermelho picado, salsa e azeitona preta a gosto

Com base em triguilho

- Lavar 2 xícaras de triguilho cru em várias águas até que ele absorva a umidade e fique macio.
- Deixar descansar por 2 horas, mantendo-o úmido.
- Misturá-lo com uma das combinações abaixo, adicionando azeite de oliva e shoyu:
    - $1/2$ xícara de coco ralado, rúcula picada e hortelã
    - 3 maçãs raladas, uvas-passas e pedacinhos de mamão
    - 1 tomate, $1/2$ pepino, talos de aipo fatiados e salsa picada

[1] Vide "Princípios de cozimento de cereais e leguminosas", na página 85.

Com base em painço ou milheto

♦ Misturar 2 xícaras do cereal previamente cozido com uma das combinações abaixo, adicionando azeite de oliva e shoyu:
  ♦ 1 pimentão, azeitonas pretas e salsa picados
  ♦ 1 xícara de tofu em cubinhos, 1 tomate picado e orégano
  ♦ 6 raminhos de couve-flor, 1 tomate e folhas de aipo picados

Com base em aveia

♦ Colocar 1 xícara de aveia crua de molho na água com frutas secas. Depois de amolecida, misturá-la, junto com o leite assim formado, com uma das combinações abaixo:
  ♦ bananas ou mamão picados
  ♦ maçãs picadas ou pêra em pedaços e hortelã

Com base em cevada

♦ Misturar 3 xícaras de cevada previamente cozida com alguma das combinações abaixo, adicionando azeite de oliva e shoyu:
  ♦ 1 xícara de brotos de girassol ou de *moyashi* e salsa
  ♦ 250 g de champignons fatiados e 1 pimentão em rodelas refogados. Adicionar salsa picada ao desligar o fogo
  ♦ 1 tomate picado, azeitona preta e orégano

Com base em trigo mourisco

♦ Misturar 2 xícaras de trigo mourisco previamente cozido com uma das combinações abaixo, adicionando azeite de oliva e shoyu:
  ♦ 6 raminhos de brócoli cozidos no vapor e sementes de girassol torradas ou castanhas de caju trituradas
  ♦ 1 pimentão vermelho picado e coentro

Receitas com legumes e frutas

As medidas aqui indicadas são para 2 pessoas.

Abóbora recheada com milho

- ◆ Lavar 1 abóbora pequena, parti-la ao meio longitudinalmente e retirar todas as sementes.
- ◆ Untá-la com óleo.
- ◆ Recheá-la com 2 ou mais xícaras de milho verde debulhado e misturado a uma pasta mole de tofu diluído em água, orégano e shoyu.
- ◆ Levar ao forno em fogo médio, de 40 minutos a 1 hora aproximadamente, em assadeira coberta com papel de alumínio e com um pouco de água no fundo.

Abobrinha com folhas de beterraba

- ◆ Cortar 1 abobrinha em fatias grossas.
- ◆ Picar os talos de 2 beterrabas em pedacinhos e rasgar as suas folhas.
- ◆ Colocar a abobrinha numa panela untada com óleo, depois os talos e, por último, as folhas da beterraba.
- ◆ Acrescentar um pouco de água com shoyu.
- ◆ Cozinhar em fogo brando, com a panela tampada. (O ponto ideal de cozimento é atingido quando a abobrinha está macia, porém firme.)

Abobrinha recheada

- Cortar as pontas de 4 abobrinhas e reservá-las.
- Tirar o miolo das abobrinhas com faca, cuidando para não ferir a casca.
- Recheá-las (vide sugestões a seguir) sem apertar.
- Tampar com as pontas.
- Colocar em uma travessa óleo de girassol com um pouco de urucum, deixando-o dissolver.
- Arrumar as abobrinhas na travessa, com um pouco de água e hortelã picada. Se desejar, adicionar algum ingrediente do recheio e o miolo das abobrinhas, caso este não tenha sido usado.
- Levar ao forno e deixar assar em fogo médio durante os primeiros 20 minutos e então abaixá-lo até as abobrinhas ficarem macias.

Sugestões de recheios, aos quais devemos juntar shoyu, óleo e limão:

- Arroz integral cozido, azeitona preta e cenoura ralada
- Milho verde debulhado, o miolo das abobrinhas e salsa
- Batata ralada, gengibre e salsa
- Arroz integral cozido, pedacinhos de damasco-passa previamente deixados de molho, o miolo das abobrinhas e hortelã picada

Em vez de abobrinha, esta mesma receita pode ter como base tomate, pimentão ou berinjela. Também, em vez de forno, pode-se cozinhar esses legumes recheados em panela tampada, todavia em fogo brando.

Além disso, podemos utilizar folhas de repolho, acelga ou folhas de uva, previamente escaldadas, para embrulhar recheios como se fossem trouxinhas ou charutinhos.

Arroz integral com ervilhas frescas e cenoura

- Deixar o arroz de molho durante 1 noite.
- Misturá-lo com cenouras picadas e vagens de ervilha inteiras e tenras e colocar a mistura em uma panela com água na proporção de 2 partes de água para 1 da mistura.
- Deixar cozinhar em fogo alto até ferver e, em seguida, passar para o fogo mínimo, acrescentando alecrim picado.
- Cozinhar tampado até que o arroz seque.
- Podemos variar, usando ervilha fresca sem vagem.

Champignon com pimentão

- Colocar 300 g de champignons inteiros ou cortados ao meio em uma frigideira com um pouco de óleo e refogá-los em fogo baixo, mexendo com colher de pau.
- Quando começarem a soltar água, passar para o fogo médio e acrescentar pimentão picado.
- Cozinhar mais um pouco até reduzir a água.
- Desligar o fogo e acrescentar bastante salsa picada.

Pode ser servido como acompanhamento de arroz integral ou ser misturado ao espaguete previamente cozido. Neste caso, sugerimos usar macarrão de glúten.

Modo de cozimento

- Colocar o macarrão, 100 g por pessoa, numa panela com bastante água fria. Levar ao fogo e, após a fervura, cozinhar por 5 minutos. Desligar o fogo e cobrir a panela com um pano até que o macarrão fique no ponto ideal.
- Escorrê-lo, adicionar um pouco de azeite de oliva e os champignons com pimentão.
- A água de cozimento pode ser usada em caldos, pães, etc.

Cuscuz de farinha de beiju

- Umedecer a farinha de beiju com um dos molhos:
  - Leite de coco ou de castanhas com shoyu

- ♦ Suco de cenoura com shoyu
- ♦ Suco de folhas verdes peneirado, com shoyu
- ♦ Deixá-la descansar para absorver o líquido.
- ♦ Umedecer novamente a farinha, após 1 ou 2 horas.
- ♦ Deixá-la descansar mais alguns minutos e acrescentar uma das opções:
  - ♦ Agrião e pimentão picados
  - ♦ Banana em rodelas
  - ♦ Cenoura ou rabanete ralado
  - ♦ Ervas aromáticas, frescas ou secas
  - ♦ Maçã fatiada ou ralada e uva-passa
- ♦ Colocar em cuscuzeira e levar ao fogo. Ficará pronto quando, ao bater no cuscuz com a mão espalmada, ouvir um som de oco. Outro indício é o aroma que começa a ser exalado.

Cuscuz de farinha de tapioca com coco

- ♦ Bater no liquidificador 1 coco com água morna.
- ♦ Colocá-lo em um saco de pano para coar o leite e espremer bem.
- ♦ Adicionar um pouco de shoyu ao leite e, com ele, umedecer 2 ou 3 xícaras de farinha de tapioca.
- ♦ Umedecer novamente de 30 em 30 minutos por 3 vezes.
- ♦ Misturar o bagaço do coco à farinha, colocar em um pirex, deixar descansar e servir.

Espetos coloridos

- ♦ Cortar legumes em pedaços grandes e deixar de molho em shoyu, água, óleo, limão e salsa. Sugerimos as seguintes combinações:
  - ♦ Cará, tomate, cenoura e talos de aipo
  - ♦ Milho verde, chuchu e tomate
  - ♦ Milho verde e pimentão

- Pimentão, abobrinha, tomate e champignon inteiro
- Tomate, couve-flor e champignon inteiro
- Colocar os legumes em espetos e assá-los em churrasqueira ou forno.

Guisado de ervilhas e alface

- Colocar 500 g de ervilhas frescas, sem as vagens, em uma panela com água suficiente para cobri-las.
- Levar ao fogo alto, acrescentando óleo e um pouco de açúcar mascavo.
- Ao ferver, colocar em fogo médio.
- Enquanto as ervilhas cozinham, escolher algumas folhas grandes de alface e enrolá-las em forma de charutinhos. Amarrar cada charutinho com linha.
- Quando a ervilha estiver quase tenra, acrescentar os charutinhos de alface e deixar terminar a cocção.
- Todo o cozimento é feito com a panela destampada, para que a água se reduza e reste apenas uma espécie de creme envolvendo as ervilhas.
- Antes de servir, retirar cuidadosamente os fios de linha das folhas de alface.
- Acrescentar shoyu.

Panqueca de tapioca com coco

- Lavar 1 xícara de farinha de tapioca e colocá-la em uma vasilha com água. Conservar em geladeira.
- Retirar a água da vasilha e colocar um pano de prato em cima da farinha decantada para absorver a água restante.
- Peneirar.
- Aquecer uma frigideira levemente untada e colocar nela uma camada fina, em forma de círculo, dessa tapioca. Deixá-la cozinhar levemente.
- Colocar 1 colher de sopa rasa de coco ralado cobrindo meio círculo e dobrar a massa como pastel.

Repolho com cenoura e uva-passa

+ Cortar 1 repolho pequeno em fatias finas e misturá-lo com 3 ou 4 cenouras raladas e uva-passa.
+ Colocá-lo em uma panela com um pouco de água e shoyu.
+ Tampar e cozinhar em fogo brando.
+ Ao servir, acrescentar salsa e azeite de oliva.

Variação:

+ Misturar esse refogado com arroz cozido e colocá-lo em uma fôrma de pudim untada, apertando para que fique firme. Levar ao forno preaquecido por 15 a 20 minutos.

Repolho roxo com maçã verde

+ Cortar 3 maçãs verdes em pedacinhos e 1 repolho pequeno em fatias finas.
+ Colocá-los em panela untada, adicionando alcaravia ou endro.
+ Refogá-los em fogo baixo, com um pouco de água e shoyu.
+ O ponto ideal é aquele em que o repolho está cozido, porém firme.
+ Ao servir, acrescentar salsa.

Torradas e tomates assados

+ Levar fatias de pão ao forno cobertas por um creme de tahine, água, misso (em quantidades iguais) e orégano.
+ Em outra travessa, levar também ao forno tomates cortados ao meio e salpicados de orégano ou salsa.
+ Servi-los juntos, quentes.

Variação:

+ Untar as torradas com azeite de oliva.
+ Arrumar fatias de tofu (previamente colocadas de molho em água e shoyu) sobre as torradas e levá-las ao forno junto com tomates cortados ao meio e salpicados de orégano ou salsa.

Vegetais ao forno

- Dispor, em fôrma refratária, pedaços grandes de couve-flor, pimentão vermelho em pedaços e champignons inteiros. Untá-los com molho de shoyu e óleo. Assar em fogo médio, por 20 a 30 minutos aproximadamente, cobertos com folha de papel de alumínio. Ao retirá-los do forno, acrescentar salsa.

- Dispor, em fôrma refratária, pedaços de abóbora e de milho verde. Untá-los com molho de óleo, shoyu e manjericão. Assar em fogo médio.

- Dispor, em fôrma refratária, batata-inglesa, pimentão e cenoura em pedaços e brócoli. Untá-los com molho de óleo, shoyu e alecrim. Assar. Uma opção para tornar o molho mais espesso é cozinhar algumas batatas, batê-las no liquidificador com pouca água para transformá-las num creme e acrescentá-las a ele.

- Dispor, em fôrma refratária, couve-rábano em pedaços, mandioquinha em rodelas e talos de aipo picados. Untá-los com molho de óleo, misso e tomilho. Assar. Usar, se desejar, nabo em vez de couve-rábano. Também podemos espessar o molho do mesmo modo descrito no item anterior, usando mandioquinha cozida.

- Podemos servir os seguintes legumes assados no forno: batata-inglesa ou batata-doce com casca, pimentão, milho verde com a palha, abobrinha, etc., inteiros e sempre untados com óleo ou azeite de oliva. Recomendamos embrulhá-los, um a um, em papel de alumínio.

Sopas e caldos

Apresentamos algumas receitas de sopas e caldos, mas inúmeras são as possibilidades de novas combinações. Lembramos que todos, depois de prontos, devem descansar por alguns minutos antes de serem servidos.

Sopas

Para prepará-las basta seguir alguns princípios simples:

◆ Colocar, se possível, 1 raiz, 1 folha e 1 talo.
◆ Ter, em geral, 3 cores combinadas. Por exemplo: alaranjado (cenoura ou abóbora), verde (folhas) e branco (batatas, nabo).
◆ Acrescentar alguma erva aromática.
◆ Não misturar muitos elementos em uma mesma sopa, pois quando há muitas energias diferentes, algumas vezes elas se neutralizam e outras até mesmo se antagonizam, dificultando a digestão.

Receitas para 3 ou 4 pessoas

◆ Levar uma panela com 1 litro de água ao fogo. Quando a água ferver, colocar 3 mandioquinhas cortadas em pedaços pequenos, 3 cenouras e 3 talos de aipo cortados em fatias finas junto com suas folhas. Adicionar farinha de puba[1], previamente diluída em um pouco de água fria

---

[1] Vide "Farinha de cereais e outras", na página 53.

(1 colher de sobremesa de farinha para cada 250 ml de água). Deixar ferver por alguns minutos. Desligar o fogo, tampar e deixar descansar por 10 minutos. No momento de servir, adicionar bastante salsa.

♦ Levar uma panela com 1 litro de água ao fogo. Quando a água ferver, colocar 3 cenouras e $1/2$ nabo ralados e um pouco de manjerona. Ao desligar o fogo, acrescentar um abacate médio cortado em cubinhos ou bolinhas, tampar e deixar descansar por 10 minutos.

♦ Levar uma panela com água ao fogo. Colocar 1 colher rasa de sobremesa de fubá para cada 250 ml de água. Deixar ferver por 7 minutos. Acrescentar o milho verde de 1 espiga. Cozinhar por mais 7 minutos, mexendo sempre. Adicionar 3 ou 4 raminhos de brócoli desmanchados, manjericão ou basilicão picados e, por último, abóbora ralada. Desligar o fogo, tampar e deixar descansar por 10 minutos.

Caldo de abóbora

♦ Lavar 2 fatias de abóbora, descascá-las e cortá-las em pedacinhos.

♦ Batê-las no liquidificador com 500 ml de água, leite de coco ou leite de castanhas. Levar essa mistura ao fogo médio até que ferva, mexendo sempre. Cozinhar por 3 minutos.

♦ Antes de desligar o fogo, podemos acrescentar cascas de laranja ou de tangerina raladas, e também manjericão ou basilicão picados.

♦ Deixar descansar e servir.

Caldo de abóbora integral

♦ Lavar 1 abóbora, cortá-la em pedaços e cozinhá-la em pouca água até que fique macia.

♦ Descascá-la e batê-la no liquidificador com folhas de manjericão e a água da cocção.

- Cozinhar as sementes e batê-las no liquidificador com a casca da abóbora[2], se esta for de cor clara, e passar tudo pela peneira.
- Juntar todos os ingredientes e levá-los ao fogo até ferver.
- Acrescentar algumas folhas novas, talos macios, brotos e flores de abóbora picados e desligar o fogo.

Caldo de arroz cozido

- Bater no liquidificador, com 500 ml de água, 2 xícaras de arroz cozido.
- Coar e levar ao fogo até ferver.
- Desligar o fogo, deixar descansar e adicionar salsa antes de servir.

Caldo de aveia com beterraba

- Colocar 4 colheres de sobremesa de aveia no liquidificador sem água. Bater até ela virar pó.
- Adicionar 1 beterraba em pedaços descascada, talos e folhas e 500 ml de água.
- Bater novamente, colocar numa panela e levar à fervura.
- Desligar o fogo e acrescentar alguma erva, como tomilho.
- Pode-se também servir frio, sem cozinhar.

Caldo de beterraba

- Lavar 3 beterrabas médias com escova.
- Colocá-las, sem descascar[2], numa panela com água e folhas de aipo.
- Cozinhá-las até ficarem macias.
- Retirar o aipo e descascar as beterrabas, que serão batidas no liquidificador com a água da cocção e 1 novo talo de aipo cru com suas folhas.

---

[2] Utilizar legumes cultivados sem agrotóxicos.

- Podemos acrescentar um pouco de suco de limão e talos de aipo frescos ralados.
- Este caldo pode ser servido, frio ou quente, com um pouco de creme de tofu e salsa.

Caldo de chuchu

- Se a casca do chuchu for dura, é melhor descascá-lo; se for mole, usar o chuchu inteiro.
- Cortar em pedaços 2 chuchus médios e batê-los no liquidificador com 500 ml de água.
- Colocá-los na panela e, quando ferver, acrescentar tomilho e pimentão picados.
- Desligar o fogo, deixar descansar e servir.

Caldo de milho (mingau de milho verde)

- Descascar 4 espigas de milho (guardar o cabelo, que pode ser usado para chá diurético).
- Com a faca, soltar os grãos, que serão batidos no liquidificador com 400 ml de água. Peneirar.
- Tornar a bater o bagaço com mais 100 ml de água.
- Colocar em uma panela em fogo brando, mexendo constantemente com colher de pau até ferver.
- Desligar o fogo, deixar descansar e servir.

Caldo de milho com abóbora

- Passar no processador, com 1 litro de água, 4 espigas de milho verde debulhado. Coar.
- Colocar esse caldo na panela com pedacinhos de 2 fatias de abóbora e cozinhá-lo em fogo brando por 15 minutos, até que a abóbora esteja macia.
- Ao desligar o fogo, acrescentar manjericão picado.

Caldo de tomate

- Lavar 4 tomates, de preferência maduros e da estação.

- Batê-los no liquidificador com pouca água.
- Peneirar esse caldo e levá-lo ao fogo até que ferva.
- Desligar o fogo e acrescentar salsa e orégano picados e um pouco de azeite de oliva.

Caldos de farinhas de cereais

- Para esses caldos, misturar aproximadamente 2 colheres rasas de sobremesa da farinha em 250 ml de água fria. A água deve ser vertida aos poucos sobre a farinha, para não encaroçar.
- Levar ao fogo médio, mexendo continuamente com colher de pau, até ferver. Abaixar o fogo e deixar por mais 10 minutos. Ao desligar, deixar descansar por alguns minutos.
- A farinha de milho exige um tempo de cozimento maior (fervura por 15 minutos).
- Nos últimos minutos da cocção podemos colocar gengibre ralado ou pimentão picado. Ao desligar o fogo, temos várias opções de vegetais a serem acrescentados:
  - cenoura, chuchu ou nabo ralados
  - ervas, como alecrim, manjerona, orégano, salsa ou tomilho
  - folhas picadas: agrião, alface, couve, folhas de beterraba, rúcula ou mostarda
  - vagem fatiada bem fina

Caldo de leguminosas

- Bater rapidamente no liquidificador a leguminosa com a água em que foi cozida[3] e peneirar.
- Acrescentar a gosto ervas, como salsa, salsão, alecrim, e também pimentão, mostarda ou aipo, todos eles bem picados. Servir.

---

[3] Vide "Princípios de cozimento de cereais e leguminosas", na página 85.

Sopas para o verão[1]

Abóbora

* Escolher uma variedade que seja saborosa.
* Cortar em pedaços 2 fatias de abóbora e bater no liquidificador com leite feito dos brotos de girassol (3 colheres de sopa de brotos em 500 ml de água).
* Servir com basilicão ou manjericão picados, acrescentando também 2 colheres de sopa de brotos frescos, inteiros.

Alface

* Bater no liquidificador a alface com pouca água.
* Ao servir pode-se acrescentar:
    * cenoura e maçã raladas e manjerona picada
    * raminhos de brócoli e rabanete picado crus

Beterraba e maçã

* Usar 1 beterraba média e 3 maçãs (para 3 pessoas).
* Bater no liquidificador com pouca água as beterrabas (com folhas e talos) e as maçãs descascadas.
* Acrescentar, se necessário, mel ou melado e limão.
* Ao servir, adicionar 1 colher de sopa de brotos de alfafa ou de outro tipo, frescos e inteiros.

---

[1] Essas sopas não são levadas ao fogo.

Variação:
- Bater no liquidificador 1 beterraba média com suas folhas e 3 bananas-prata. Acrescentar 1 talo de aipo picado e basilicão. Condimentar com limão e mel.

Chuchu

- Bater no liquidificador 2 chuchus com 300 ml de leite de brotos de alfafa, de girassol ou de *moyashi*. Adicionar bastante salsa e gengibre ralado.

Variação:
- Bater no liquidificador 1 chuchu com alface e pouca água. Adicionar 1 tomate, $1/2$ pimentão vermelho e hortelã picados.

Espinafre, taioba ou caruru

- Escaldar 1 maço das folhas escolhidas e apertá-las bem para retirar toda a água.
- Batê-las no liquidificador com 300 ml de iogurte de soja e 200 ml de água e gengibre ralado.

Pepino

- Bater no liquidificador 2 ou 3 pepinos com pouca água.
- Se for necessário, peneirar para retirar as sementes.
- Adicionar bastante hortelã picada.

Tomate

- Bater no liquidificador 4 tomates maduros com pouca água e coar.
- Pode-se acrescentar:
  - pepino e pimentão picados, azeite de oliva e shoyu
  - cenoura ralada, alface e rúcula picadas, azeite de oliva e shoyu
  - 1 abacate médio cortado em cubinhos ou bolinhas, salsa e shoyu

Cremes de frutas[1]

São feitos em geral com frutas batidas no liquidificador com pouca água ou com leite ou soro de sementes germinadas, para tomarem a consistência de uma musse. Algumas vezes usam-se também leites de castanhas, iogurte de soja, chá de especiarias, araruta, conforme as receitas abaixo. Ingredientes como limão, melado e ervas ou sementes aromáticas podem ser acrescentados, se necessário.

Os sucos de frutas cítricas nunca são batidos no liquidificador, pois se o fossem se oxidariam e perderiam nutrientes. São misturados aos cremes depois, com colher de pau.

As receitas abaixo são para 2 pessoas.

Abacate

- Bater no liquidificador 1 abacate com 500 ml de água, soro ou leite de cereais.
- Acrescentar shoyu e suco de limão, misturando bem.
- Picar 1 tomate sem sementes, um pouco de pimentão e coentro, e adicioná-los ao creme.

Variações:

- Bater no liquidificador 1 abacate com 500 ml de água, soro ou leite de cereais. Acrescentar o suco de 3 mexericas, um pouco de limão, alguma erva (por exemplo, hortelã) e servir.

---

[1] Vide outras receitas de cremes, elaborados com leites de grãos, nas páginas 42 e 46.

- Bater no liquidificador 1 abacate com 500 ml de leite de brotos de girassol e um pouco de shoyu e limão. Servir em taças enfeitadas com amoras ou pedacinhos de abacaxi e hortelã.
- Bater no liquidificador 2 abacates médios com 300 ml de água e o suco de 2 maracujás e 3 maçãs. Colocar um pouco de shoyu e servir.

Abacaxi

- Bater no liquidificador 4 fatias de abacaxi com 300 ml de leite de castanhas de caju.
- Ao servir, adicionar kiwi em rodelas.

Banana

- Bater no liquidificador 4 bananas-prata com 300 ml de água ou soro.
- Acrescentar cajus-passas picados e 200 ml de suco de laranja doce.

Variação:

- Bater no liquidificador 4 bananas-prata com 300 ml de água ou soro. Acrescentar 5 damascos-passas previamente deixados de molho por 2 horas.

Caqui

- Bater no liquidificador 6 caquis com 500 ml de leite de trigo ou de painço germinado por 2 dias.
- Acrescentar hortelã picada.

Damasco

- Bater no liquidificador 500 g de damascos com 500 ml de água.
- Adicionar kiwi em rodelas.

Mamão

- Bater no liquidificador 4 fatias de mamão com 500 ml de leite de brotos de girassol ou de alfafa.
- Servir com 1 colher de sopa desses brotos triturados.

Variação:

- Bater no liquidificador 2 fatias de mamão e 2 maçãs com 500 ml de leite de aveia germinada. Servir com uvas-passas.

Manga

- Bater no liquidificador 2 ou 3 mangas com 300 ml de água.
- Adicionar hortelã picada e suco de laranja a gosto.

Variação:

- Bater no liquidificador 2 ou 3 mangas com 400 ml de água. Adicionar 3 kiwis cortados em pedaços.

Melão

- Bater no liquidificador $1/2$ melão com 300 ml de água ou qualquer dos líquidos mencionados no início deste capítulo e hortelã.
- Servir com morangos inteiros ou em fatias. Se necessário, acrescentar melado.

Morango

- Bater no liquidificador 500 g de morangos com 500 ml de leite de girassol e um pouco de mel.
- Adicionar alguma erva a gosto.

Pêssegos

- Bater no liquidificador 6 pêssegos com 500 ml de água ou qualquer dos líquidos mencionados no início deste capítulo.

- Acrescentar alguma fruta silvestre como amora, ou kiwi em pedaços.

Frutas com especiarias

- Levar ao fogo, em 500 ml de água fria, especiarias como: canela em pau, cardamomo, coentro, cravo e noz-moscada.
- Deixar ferver por 5 minutos e coar.
- Retornar essa água aromatizada ao fogo, adicionando 4 colheres de sopa de sagu previamente colocado de molho por 2 ou 3 horas.
- Cozinhar em fogo brando até as bolinhas do sagu ficarem transparentes.
- Adicionar frutas frescas a gosto, cortadas em pedaços.
- Deixar cozinhar por poucos minutos e desligar o fogo.
- Acrescentar, se desejar, hortelã e mel, e servir depois de ter esfriado bem.

Limão com araruta

- Diluir 3 colheres de sopa de araruta em 500 ml de água fria.
- Levar ao fogo até ferver, mexendo sempre com colher de pau.
- Acrescentar suco de limão, 5 minutos antes de desligar o fogo.
- Ao desligar o fogo, adicionar mel a gosto e folhinhas inteiras de menta ou poejo.

Caqui ou mamão com iogurte de soja

- Bater no liquidificador 300 ml de iogurte de soja e 200 ml de água com 4 caquis ou $1/2$ mamão médio ou 1 papaia.
- Acrescentar poejo ou hortelã.

Saladas cruas

As saladas são muito importantes na nutrição, sobretudo quando têm ingredientes crus. Neles, as enzimas, os minerais e as vitaminas não são destruídos pela cocção. As saladas são refrescantes e ajudam a digestão dos demais alimentos. Na maioria das doenças ocorre a acidificação do sangue. Verduras, legumes e frutas fornecem elementos alcalinos e, por isso, constituem a base de uma alimentação equilibrada.

A seguir apresentaremos algumas combinações para saladas. Em todas elas podemos acrescentar legumes em conserva e brotos, à vontade. As quantidades são para 2 ou 3 pessoas.

- 1 beterraba com 2 maçãs raladas e basilicão. Usar molho de limão e mel.

- Algumas folhas verdes (por exemplo: 6 folhas de alface, 2 de agrião, 2 de rúcula, 4 de azedinha e 1 de mostarda) com 1 abacate médio cortado em pedaços. Usar molho de shoyu e limão.

- $1/3$ de repolho fatiado bem fino, 3 cenouras raladas e algumas uvas-passas deixadas de molho previamente em água. Usar molho de azeite de oliva, limão e shoyu.

- 3 tomates sem sementes e sem casca, 2 pepinos e 1 pimentão verde cortados em fatias finas e compridas. Usar molho de shoyu e azeite de oliva.

- 1 maço de folhas de catalonha (espécie de chicória) ou almeirão cortadas bem finas, 2 tomates picados e condimentados com azeite de oliva e shoyu. Podemos usar como molho também 1 abacate batido no liquidificador com um pouco de água e shoyu.

- Couve fatiada fina (1 folha grande por pessoa) com pedacinhos de mamão. Usar molho de azeite de oliva, limão e shoyu.
- Um punhado de agrião-d'água e 3 tomates picados. Usar molho de azeite de oliva e shoyu.
- $1/3$ de repolho fatiado fino, 2 maçãs raladas, 1 pimentão vermelho picado e coentro. Usar molho de limão, mel e shoyu.
- $1/3$ de repolho fatiado fino, 2 cenouras, 1 beterraba e 3 rabanetes picados. Usar molho de azeite de oliva, limão e shoyu.
- 3 xícaras de abóbora ralada, umedecida com shoyu e deixada em repouso por algumas horas, uvas-passas e folhas de mostarda fatiadas. Usar molho de limão e mel.
- 3 folhas de couve-chinesa fatiada, $1/4$ de mamão picado e pedacinhos de tofu embebidos por algumas horas em shoyu. Usar molho de limão e shoyu, e acrescentar salsa em abundância.
- $1 1/2$ xícara de torradas em cubinhos, embebidas por algumas horas em tahine diluído em água e shoyu; folhas verdes picadas, 1 ou 2 cenouras raladas e uvas-passas.
- 3 xícaras de almeirão picado e 1 ou 2 chuchus ralados. Usar molho de suco de laranja, algumas gotas de suco de limão, azeite de oliva, shoyu, salsa e gergelim.
- 4 xícaras de cenouras raladas e uvas-passas. Usar molho de suco de laranja, algumas gotas de suco de limão, azeite de oliva, 1 maçã ralada e hortelã.
- 2 xícaras de beterraba e 1 xícara de coco ralados e colocados em shoyu e limão por algumas horas. Servi-los sobre folhas de alface, escarola ou couve-chinesa, com um pouco de coco por cima, para completar a combinação de cores.

- 1 copo de 250 ml de feijão branco cozido e batido no liquidificador com água; adicionar brotos de girassol ou de *moyashi*, azeite de oliva e pimentão vermelho picado. Servir sobre uma folha verde.
- 250 g de batatas-inglesas pequenas, lavadas e raladas. Untá-las com azeite de oliva cuidadosamente. Acrescentar azeitonas pretas e tomates picados. Antes de servir, adicionar molho de shoyu, cominho e salsa.
- $1/2$ couve-flor e 4 cenouras levemente cozidas no vapor ou escaldadas por alguns minutos, azeite de oliva e limão. Servir com tofu batido no liquidificador e azeitonas pretas partidas ao meio.
- 1 xícara de vagens fatiadas finas e escaldadas por 1 minuto; 5 batatas-inglesas raladas e escaldadas por 2 ou 3 minutos. Colocá-las em uma vasilha com gengibre ralado e molho de shoyu e azeite de oliva. Opcionalmente, adicionar pasta de cenoura como cobertura.
- 3 abobrinhas levemente cozidas no vapor, bem firmes, fatiadas em rodelas; 2 pimentões (1 vermelho e 1 verde) picados, azeite de oliva, limão e shoyu.
- 150 g de champignons fatiados, 5 folhas de alface, 1 maço de agrião-d'água, 3 ou 4 talos de aipo fatiados e salsa. Adicionar azeite de oliva e shoyu.
- Tabule de bagaço de trigo germinado[1]: 1 pepino, 2 tomates, $1/2$ pimentão, e 1 fatia de abacaxi picados, uvas-passas e salsa. (Podemos fazer tabule com bagaço de qualquer cereal no lugar de triguilho.)

Nas saladas em que há ingredientes cozidos, o tempo de cocção tem de ser observado atentamente. É importante que os legumes permaneçam levemente rígidos.

---

[1] Para a obtenção desse bagaço, vide "Leites de sementes germinadas e soros", na página 41.

Patês

Os patês podem acompanhar saladas ou legumes, sejam eles crus ou cozidos. Podem, também, ser passados no pão ou em coberturas de pizzas, completando-as. Abaixo, sugerimos combinações cuja elaboração é bastante simples.

Abacate

♦ Bater no liquidificador abacate com um pouco de água e shoyu. Adicionar limão, pimentão picado e alecrim.

Abóbora

♦ Cozinhar a abóbora e batê-la no liquidificador com um pouco da água do cozimento, azeite de oliva, shoyu, limão e basilicão ou manjericão.

Beterraba

♦ Cozinhar beterrabas e batê-las no liquidificador com um pouco de leite de girassol ou iogurte de soja. Adicionar limão, shoyu, mel e salsa.

Castanhas

♦ Deixar 2 xícaras de castanhas de molho durante 2 dias, trocando a água diariamente. Batê-las no liquidificador com soro de algum cereal, na quantidade suficiente para cobri-las. Triturar no processador 6 cenouras, gengibre e alguma erva como salsa, orégano, estragão, etc. Misturar tudo muito bem e adicionar shoyu e limão. Colocar num saquinho de pano e deixar fermentar de 5 a 6 horas. A água que pingar pode ser tomada pura. Conservar o patê na geladeira.

Cenoura

- Cozinhar cenouras e batê-las no liquidificador com um pouco da água do cozimento. Adicionar azeite de oliva, limão, coentro e shoyu.

Ervilha

- Deixar as ervilhas de molho por toda a noite. No dia seguinte, levá-las ao fogo com a água em que ficaram de molho. Ferver por alguns minutos e desprezar a água.
- Cobrir as ervilhas com água fresca e cozinhá-las até ficarem macias.
- Batê-las no liquidificador com a água do cozimento e algumas fatias de gengibre.
- Ao servir, acrescentar pimentão vermelho picado e salsa.

Gergelim

- Colocar 1 xícara de sementes de gergelim de molho de 4 a 6 horas. Escorrer bem e bater no liquidificador com soro de algum cereal na quantidade suficiente para cobrilas. Deixar fermentar por 4 horas num saco de pano e recolher o líquido que for pingando. Esse líquido pode ser usado em sucos ou ser bebido puro, temperado com shoyu. Após a fermentação, adicionar ao que restou no saco de pano salsa, shoyu e limão. Conservar em geladeira.

Podemos fazer uma bebida mineralizante misturando 1 colher de sopa de patê de gergelim a 1 copo de 250 ml de soro de algum cereal. Se necessário, adicionar limão.

Grão-de-bico

♦ Bater no liquidificador 250 ml de grão-de-bico cozido com um pouco de água do cozimento e coar. Acrescentar 1 colher de sobremesa de tahine e bater mais um pouco para misturar. Adicionar limão, pimentão e salsa picados, e também um pouco de páprica.

Não é recomendado para pessoas com problemas de vesícula ou que tenham digestão difícil.

Inhame

♦ Cozinhar inhames com tomilho e batê-los no liquidificador com leite de aveia. Adicionar azeite de oliva e misso.

Nabo e cenoura

♦ Bater no liquidificador partes iguais de nabo doce (redondo, roxo) e cenoura com um pouco de soro de algum cereal, como para fazer um creme. Adicionar sementes de mostarda germinada e salsa. Misturar bem. Colocar num saquinho de pano e deixar fermentar por 5 horas. Tirar do saquinho e temperar com shoyu e limão. Conservar em geladeira.

Tofu

♦ Ferver o tofu por 10 minutos e batê-lo no liquidificador com pouca água. Adicionar azeite de oliva, shoyu e orégano.

112

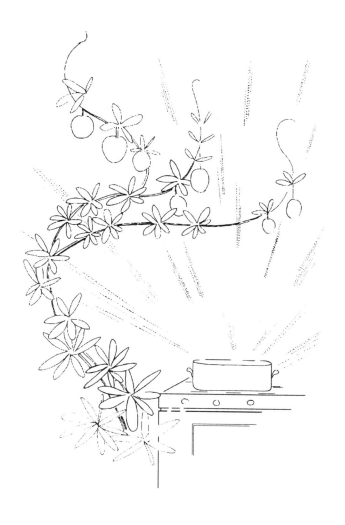

Doces, geléias e compotas

Princípios de elaboração
e receitas

Doces

- Lavar as frutas[1], cortá-las em fatias espessas ou em pedacinhos ou ralá-las. A textura do doce variará de acordo com a forma escolhida.
- Para destacar o sabor doce natural das frutas, passar um pouco de shoyu nelas já cortadas e deixá-las descansar por algumas horas.
- Usar panela de pedra, de cobre ou de fundo triplo. Caso seja de cobre, lavá-la bem e esfregá-la com limão e sal.
- Usar colher de pau de cabo comprido para mexer os doces enquanto são cozidos, pois alguns espirram.
- Cozinhar sempre em fogo brando, adicionando água aos poucos, caso haja necessidade, e mexendo sempre, mas não continuamente. Quando se quer guardar o doce por maior período, ele deve ser cozido durante várias horas.
- Acrescentar, se necessário, açúcar mascavo, rapadura ou melado. Segundo a quantidade usada, o doce pode conservar-se por mais tempo. Se for pequena, devemos guardar o doce em geladeira. Uma boa proporção é: 500 g de açúcar, rapadura ou melado para cada quilo de fruta, o que permite conservação mais prolongada.

---

[1] Referimo-nos também à abóbora.

- Acondicionar os doces em vidros previamente escaldados e secos no forno em fogo brando ou ao sol.
- Colocar os doces ainda quentes nos vidros e deixá-los destampados até esfriarem completamente. Se o vidro for fechado enquanto o doce ainda estiver morno, a umidade contida em seu interior poderá azedá-lo. Caso isso aconteça, deve-se retornar o doce ao fogo para que chegue novamente ao ponto.
- Para saber o ponto do doce, derramar um pouco dele em uma vasilha com água e verificar sua consistência. Quando se quer guardá-lo por mais tempo, o ponto ideal é aquele em que o doce, colocado na água, forma uma bolinha.
- Em alguns casos, pode-se colocar um pouco de mel ao desligar o fogo, em vez de usar melado ou açúcar. Como exemplo para esta opção, citamos o doce de morango.
- Quando são utilizadas frutas naturalmente muito doces, como é o caso da banana e do caqui, não é necessário usar nenhum adoçante.
- Alguns minutos antes de desligar o fogo, adicionar suco de limão. Ele concentra e integra o sabor e a textura do doce e dá brilho à sua cor. Todavia, não se deve usá-lo para abóbora, caqui, melancia e melão.

ଚ୍ଚ ଓ ଚ୍ଚ ଓ

Abóbora, coco e mamão verde

- Cortar 1 abóbora média e 1 mamão verde em pedacinhos e cozinhá-los junto com 1 coco ralado.

Abóbora e amendoim (ou castanha-do-pará)

- Retirar as cascas de 1 xícara de amendoins crus, com água fervente.
- Cozinhar 1 abóbora com o amendoim (ou castanha-do-pará) e rapadura ou melado em pouca quantidade.

Abóbora, maçã e uva-passa
* Deixar 1 xícara de uvas-passas de molho por 1 hora.
* Cortar 1 abóbora e 5 maçãs em pedaços. Juntar as uvas-passas e açúcar mascavo ou melado ou rapadura.
* Cozinhar.

Banana, uva-passa e damasco-passa
* Deixar 2 xícaras das frutas secas (uva e damasco) de molho por 2 horas.
* Cortar 20 bananas em rodelas grossas e juntá-las às frutas secas, tendo cortado os damascos em pedaços.
* Cozinhá-los com açúcar mascavo ou melado ou rapadura e, quando estiverem quase alcançando o ponto, acrescentar cascas de mexerica raladas.

Laranja com coco
* Descascar 2 kg de laranjas, picá-las e retirar as sementes.
* Levar ao fogo até ferver por 5 minutos, mexendo de vez em quando para não aderir ao fundo da panela.
* Bater no liquidificador e levar a massa resultante ao fogo, adicionando 1 coco ralado grosso e açúcar mascavo.
* Cozinhar em fogo brando até o ponto de geléia.
* Aromatizar, se desejar, com canela em pau, retirando-a porém antes de servir.

Laranja-da-terra
* Lavar bem as laranjas e retirar delas uma casca bem fina, se não tiverem sido cultivadas de maneira orgânica. Caso tenham sido, deixá-las com casca.
* Cortá-las ao meio e colocá-las de molho em água, cobertas com um pano, por 3 a 5 dias, até o seu amargor desaparecer. Trocar a água diariamente.
* Retirá-las da água e lavá-las bem, removendo com as mãos todo o seu miolo.

- Fazer uma calda grossa de rapadura ou açúcar mascavo e colocar os pedaços de laranja emborcados sobre ela.
- Cozinhar em fogo brando, com a panela tampada, por cerca de 3 horas.
- Quando as laranjas estiverem bem macias, passar para o fogo alto por cerca de 15 minutos para a calda engrossar.

ᙡ ᘓ ᙡ ᘓ

Geléias

Frutas em geral[2]

- Lavar as frutas, descascá-las e cortá-las em pedaços.
- Deixá-las de molho, durante 1 noite, em água com açúcar mascavo, rapadura ou melado. Assim, as frutas soltarão parte de seu suco.
- Algumas ficam mais saborosas quando colocadas de molho apenas na água, depois de lhes ter sido passado shoyu. É o caso do mamão, da pêra, do melão, da maçã e da banana. Se tiverem levado shoyu, não precisarão de nenhum adoçante.
- Levá-las ao fogo baixo e acrescentar água aos poucos, quando necessário, mexendo de vez em quando.
- O ponto ideal é obtido quando, ao colocarmos a geléia entre os dedos e afastá-los, se forma um fio.
- Em várias geléias, como a de damasco, laranja, maçã, marmelo, morango e pêssego, colocamos suco de limão 5 minutos antes de desligar o fogo.
- A proporção de açúcar, rapadura ou melado é de 500 g para cada quilo de fruta limpa.

---

[2] Pode-se fazer geléia com tomate e também com abóbora.

Uva ou jabuticaba

- Lavar as uvas, desgalhá-las e espremê-las, separando polpa e cascas.
- Levar à fervura apenas a polpa e o suco, com água na mesma proporção.
- Coar os caroços.
- Acrescentar açúcar mascavo, rapadura ou melado (500 g para cada quilo de fruta) e um pouco das cascas.
- Levar ao fogo baixo com o açúcar e cozinhar até o ponto de geléia.
- Para geléia de jabuticaba, proceder da mesma forma.
- É possível fazer geléia de uva ou de jabuticaba sem as cascas, aproveitando, porém, o suco contido nelas. Para isso, fervê-las separadamente com um pouco de água, coá-las e acrescentar o caldo assim obtido à geléia.

೨೦ ೧೪ ೨೦ ೧೪

Frutas secas

- Lavar frutas secas (de um só tipo, seja abacaxi, ameixa, damasco, maçã ou outra) e colocá-las de molho por toda a noite, com quantidade de água equivalente a 3 vezes o seu peso.
- Cozinhá-las em fogo alto com açúcar mascavo, rapadura ou melado (750 g para 1 kg de fruta) até ferver. Frutas ácidas, como abacaxi e damasco, podem levar mais açúcar.
- Ao ferver, abaixar o fogo e cozinhar até o ponto de geléia.
- Acrescentar, se desejar, suco de 3 limões 5 minutos antes de desligar o fogo.
- Pode-se, também, fazer uma geléia de ameixa-passa como descrito acima, adicionando, em vez de limão, o suco de 6 laranjas e raspas de 2.

೨೦ ೧೪ ೨೦ ೧೪

Compotas

Frutas em geral

- Lavar as frutas, descascá-las e cortá-las ao meio ou em 4 partes.
- Fazer uma calda grossa com açúcar mascavo ou rapadura e água ou, se preferir, colocar diretamente melado junto com as frutas para cozinhar.
- A quantidade de calda deve ser suficiente para as frutas ficarem mergulhadas.
- Cozinhar até dar o ponto, que é ideal quando as frutas ficam macias, mas inteiras.
- Antes de desligar, levar a fogo alto por poucos minutos, para deixar a calda levemente espelhada.

ঽ৩ ൦ൠ ঽ৩ ൦ൠ

Compotas especiais

Maçã, ameixa e damasco

- 250 g de maçãs ácidas descascadas e picadas, 250 g de ameixas frescas sem caroços cortadas em pedaços, 250 g de damascos frescos sem caroços cortados em pedaços e 2 colheres de sopa de uvas-passas.
- Passar shoyu nas frutas e deixá-las descansar por 2 horas.
- Colocá-las em uma panela de pedra, de cerâmica ou de vidro, com 1 xícara de melado, rapadura ou açúcar mascavo, 250 ml de vinagre de maçã ou outro e alguns temperos, como cravo, canela, pimenta-da-jamaica, noz-moscada, cardamomo e coentro.
- Cozinhar em fogo brando, mexendo com colher de pau durante 1 hora.
- Desligar o fogo, deixar a compota esfriar e colocá-la em frasco de vidro de boca larga.

♦ Servir para acompanhar pão, arroz com legumes ou outros pratos.

Manga

♦ Colocar 750 g de mangas descascadas e cortadas em pedaços numa panela de pedra ou de cerâmica, de vidro ou esmalte, com 1 xícara de melado ou rapadura ou açúcar mascavo, 250 ml de vinagre de maçã ou outro, 1 xícara de uvas-passas e alguns temperos, como cravo, canela, pimenta-da-jamaica, noz-moscada, cardamomo e coentro.

♦ Cozinhar em fogo brando, mexendo com colher de pau durante 1 hora.

♦ Desligar o fogo, deixar a compota esfriar e colocá-la em frasco de vidro de boca larga.

♦ Servir para acompanhar pão, arroz com legumes ou outros pratos.

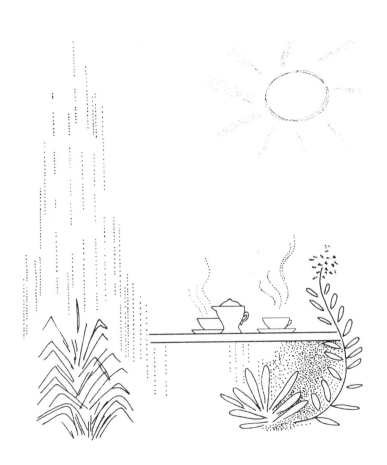

Chás

Como preparar chás

Os chás são bebidas que podem exercer inúmeros efeitos sobre o organismo e o psiquismo humano: efeitos energéticos (arroz, banchá, beterraba, cevada, figo, guandu, etc.), digestivos (camomila, erva-doce, funcho, hortelã, macela, sálvia, tomilho, etc.), calmantes (camomila, erva-cidreira, folhas de laranja, folhas de maracujá, melissa, etc.), estimulantes (banchá, mate, chá-preto, etc.), diuréticos (cabelo de milho), entre muitos outros. Por isso, são amplamente usados não apenas na nutrição, mas em tratamentos das mais diversas enfermidades. Discorrer sobre esse assunto em profundidade exigiria mais que um livro inteiro. Aqui nos contentaremos em mencionar apenas alguns tipos de chás saudáveis e nutritivos, sem todavia nos deter em seu valor medicinal.

Há, basicamente, dois modos de fazer chá: por infusão e por decocção.

♦ **Chá por infusão**: colocar o ingrediente numa vasilha e despejar água fervente sobre ele. Tampar e deixar repousar de 5 a 10 minutos. Coar.

♦ **Chá por decocção**: colocar o ingrediente numa chaleira com água fria e levá-la ao fogo brando até ferver. Preferencialmente, não usar chaleira de alumínio. Depois da fervura, observa-se o tempo em que deve permanecer cozinhando. Se forem folhas duras, 1 minuto; se forem talos, de 3 a 5 minutos; se forem raízes, de 5 a 7 minutos, aproximadamente. Após esse tempo, deixar descansar por alguns minutos, coar e servir.

ℰ ℭ ℰ ℭ

Chá de ervas aromáticas

Os chás de ervas aromáticas podem ser feitos tanto por infusão quanto por decocção, a depender das partes da planta usadas. Estas podem ser frescas ou secas. Folhas duras como as do alecrim, as da laranja, as do maracujá ou as do tomilho necessitam ser fervidas, mas folhas macias ou flores, como a camomila, o capim-cidreira, a macela e a melissa sempre são colocadas em infusão.

Os chás de ervas aromáticas têm muitas vezes efeitos bem especiais. Alguns, como o alecrim-da-horta, o alecrim-do-campo, a hortelã, o manjericão, a menta e o mentrasto, são capazes de deixar a mente clara e desperta. Outros, como a melissa e o capim-cidreira, acalmam o sistema nervoso[1].

Chá de arroz integral

- Torrar numa panela, em fogo brando, 1/2 xícara de arroz cru, mexendo continuamente com colher de pau até atingir a cor dourada. Nesse ponto, ele pipoca.
- Colocar em outra panela, em fogo alto, 1 litro de água.
- Introduzir o arroz torrado pouco antes de a água ferver. Abaixar o fogo e mantê-lo aceso por mais 5 minutos.
- Desligar, deixar descansar por 5 minutos, coar e servir.

Chá de beterraba ou de figo

Preparo do pó

- Lavar bem as beterrabas ou os figos, escovando-os.

---

[1] Folhas de maracujá e folhas de laranjeira também têm efeito calmante.

- Cortar as beterrabas em rodelas ou, se se tratar de figos, parti-los ao meio. Colocar as rodelas ou os pedaços para secar ao sol ou ao forno em fogo baixo.
- Se secos ao sol, levá-los no fim ao forno para que fiquem tostados.
- Moê-los em moinho de cereais ou de café, liquidificador, processador ou pilão.
- Guardar o pó em frasco de vidro.

Preparo do chá

- Colocar água fria e o pó torrado em uma chaleira (250 ml de água para 1 colher de sobremesa do pó).
- Levar ao fogo até iniciar a ebulição.
- Desligar, deixar descansar por 5 minutos, coar e servir.
- Podemos também adicionar o pó à água fervente e desligar o fogo em seguida.

Banchá

O banchá pode ser tostado numa panela ao fogo, mexendo-se com colher de pau até que desprenda seu aroma característico. Assim ele se torna mais energético e tem o sabor concentrado. Deve-se guardá-lo em frasco de vidro fechado.

- Colocar água para esquentar e, ao ferver, adicionar banchá (1 colher de chá por pessoa).
- Deixar em fogo brando por 5 minutos.
- Desligar, deixar descansar por 5 minutos, coar e servir.
- Adicionar, se desejar, rodelas de gengibre e canela no início, quando a água ainda estiver fria.

Chá-preto

Juntar à erva do chá-preto, se desejar, outras ervas aromáticas, como alecrim, tomilho, hortelã ou manjericão. Outra opção é adicionar cascas de mexerica, de limão ou de laranja e rodelas de gengibre.

Pode-se também servir o chá-preto frio, com suco de laranja e poejo. Enfeitar com meia rodela de laranja e servir em copo com cubinhos de gelo.

+ Para fazer um bom chá-preto, colocar a erva numa chaleira de louça (1 colher de chá por pessoa).

+ Pôr água para ferver em outra vasilha; quando estiver passando de morna para quente, verter um pouco dela sobre a erva. Assim, o calor a faz desprender o aroma e o sabor.

+ Logo que o restante da água começar a ferver, vertê-la sobre a erva já macia, deixando-a em infusão por 5 minutos.

+ Coar e servir.

Chá mate

Juntar às folhas de mate, se desejar, algumas ervas aromáticas, como alecrim, tomilho, hortelã ou manjericão. Outra opção é adicionar cascas de mexerica, de limão ou de laranja.

Pode-se também servir o chá mate frio, com limão e hortelã. Enfeitar com uma rodela de limão e servir em copo com cubinhos de gelo.

+ Colocar, em uma chaleira, água fria e chá mate (2 colheres de chá por pessoa).

+ Levar ao fogo e desligar quando começar a fervura ou deixar fervendo por 1 minuto.

+ Deixar descansar por 5 minutos, coar e servir.

Chás frios de pétalas de flores

+ Colocar em uma chaleira de louça 1 colher de chá-preto para cada xícara de água fria.

+ Acrescentar pétalas de rosas ou de flor de jasmim-do-cabo.

- Pode-se, também, no lugar dessas flores, usar as de alguns cítricos, como a laranja, a lima-da-pérsia e o limão.
- Deixar descansar por várias horas[2], coar e servir.

Chás de cascas de frutas[3]

Chá de cascas de laranja, lima-da-pérsia ou mexerica[4]

- Lavar as frutas com escova antes de descascá-las.
- Colocar as cascas em uma chaleira com 1 litro de água fria e canela em pau, cravo, coentro, cardamomo e gengibre.
- Levar ao fogo e, depois de a água ferver, mantê-lo aceso por alguns minutos.
- Desligar, deixar descansar por 5 minutos, coar e servir.

Chá de cascas de maçã

- Lavar bem 3 maçãs e descascá-las.
- Colocar as cascas e a parte central da maçã (sem as sementes) em uma chaleira com 1 litro de água fria.
- Levá-la ao fogo e, depois de a água ferver, mantê-lo aceso por mais 5 minutos.
- Ao desligar o fogo, acrescentar folhas de manjericão ou de outra erva aromática.

Chá de cascas de maçã e de mexerica

- Colocar em uma chaleira com 1 litro de água fria as cascas de 2 maçãs e de 2 mexericas, após tê-las lavado bem.
- Levá-la ao fogo e, depois de a água ferver, mantê-lo aceso por 3 minutos.
- Ao desligar o fogo, acrescentar folhas de alecrim.

---

[2] A *infusão*, neste caso, é feita a frio, o que tecnicamente é também chamado de *maceração*.

[3] Utilizar frutas cultivadas sem agrotóxicos.

[4] Usadas separadamente ou misturadas.

Chá de cascas de abacaxi

- Lavar bem o abacaxi com escova e retirar sua casca.
- Colocá-la em uma chaleira com 1½ litro de água fria.
- Levá-la ao fogo e, depois de a água ferver, mantê-lo aceso por 3 minutos.
- Antes de desligar o fogo, acrescentar folhas de gerânio-malva (pelargônio) ou hortelã.

❧ ☙ ❧ ☙

Outros chás

Chá de capim-cidreira com limão

- Fazer um chá de capim-cidreira por infusão.
- Deixar esfriar e colocar algumas gotas de limão.
- Acrescentar mel, se necessário.

Chá de pêra dura

- Lavar bem 4 peras duras e parti-las em pedaços.
- Colocá-las em uma panela com 1 litro de água fria, com cascas de limão e cravos e levar ao fogo.
- Cozinhá-las até ficarem macias.
- Ao desligar o fogo, acrescentar poejo.
- Coar e servir o chá, e, em separado, as peras cozidas, cobertas com um creme.

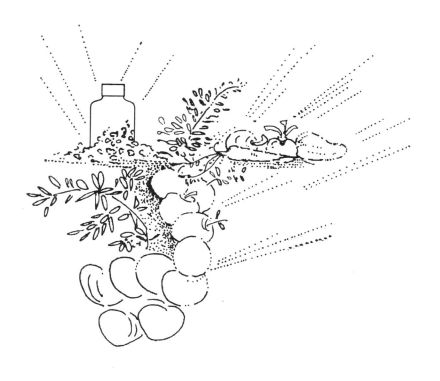

Cardápio

Sugestão de cardápio básico

Como pela manhã o corpo está em processo de eliminação, seria preferível que as refeições nesse período se constituíssem de alimentos que facilitassem tal processo, como frutas, brotos, folhas verdes, cereais germinados ou cereais em flocos umedecidos. Mais tarde o organismo entra em processo de assimilação, e as refeições podem constituir-se de alimentos mais consistentes, como os que contêm amidos, carboidratos, proteínas e outros. As refeições, para serem equilibradas, deveriam levar em conta esses ritmos.

Outro aspecto importante é iniciarmos as refeições pelos líquidos, sejam eles água, suco, caldo ou sopa, e só depois ingerirmos os sólidos. Vale também lembrar que grande variedade de alimentos tomados em um mesmo horário pode dificultar a sua digestão e levá-los a se degradarem em proporção maior do que quando ingeridos isoladamente. Além disso, essa mistura pode anular as propriedades de cada alimento ou, às vezes, provocar conflitos enzimáticos. Esse é um dos motivos pelos quais alguns devem ser tomados de preferência em horários afastados das refeições principais. Sucos e frutas incluem-se aqui.

A inteligente combinação de alimentos é uma prevenção contra muitas enfermidades. Misclá-los de forma indiscriminada altera e intoxica o sangue, trazendo como conseqüência a sua acidez, causa de desequilíbrios. Quando não combinam, mesmo os melhores alimentos podem provocar perturbações. As orientações apresentadas a seguir não visam impor sistemas rígidos, mas tão-somente estimular mudanças de hábitos que redundarão em harmonia, saúde e bem-estar. Podem servir como referência inicial e ser aplicadas segundo as disponibilidades de cada momento.

Assim, sempre que possível, não se deveria usar mais de um cereal por refeição, para não dificultar o processo digestivo. Cereais e seus derivados (farinhas, massas e pães) não deveriam tampouco ser misturados com alimentos feculentos, como os diversos tipos de batatas, o inhame, a mandioca e a castanha portuguesa, entre outros. Por outro lado, cereais combinam muito bem com hortaliças e legumes de todo tipo, bem como com frutas que não sejam ácidas.

Alimentos feculentos também não combinam entre si, mas podem ser ingeridos com hortaliças, com frutas que não sejam ácidas, com sementes e frutas oleaginosas e com óleos.

Sementes e frutas oleaginosas não deveriam ser misturadas com frutas doces, sejam elas frescas ou secas, nem com mel ou açúcares em geral. Todavia, vão muito bem com frutas ácidas e subácidas frescas ou secas.

Frutas ácidas, além de incompatíveis com cereais e com alimentos feculentos, não deveriam ser ingeridas com tomates nem com frutas secas doces. Por isso, seria bom evitar a tradicional mistura de tomates com limão e vinagre. Contudo, além de combinar com alimentos oleaginosos, as frutas ácidas vão bem com mel e açúcares em geral.

É bom evitar beber água durante ou depois das refeições, sobretudo depois de alguma fruta. Líquidos em geral deveriam ser tomados no início delas ou em horários afastados.

Levando em conta essas orientações gerais e à medida que sutiliza a sua alimentação, a pessoa vai se tornando capaz de perceber o que mais se afina com o seu próprio organismo, conforme as necessidades que ele apresenta e conforme o seu tipo de vida. O cardápio abaixo é nada mais que um ponto de partida.

Desjejum

Podemos usar granola, que é a combinação de um cereal torrado na panela ou colocado no forno com uvas-passas, castanhas ou sementes de linhaça e um pouco de açúcar mascavo ou melado. Mas também podemos usar os flocos de cereais como aveia, milho, arroz, cevada ou centeio colocados de molho, na véspera, em pouca água. Assim umedecidos, eles se tornam mais digestivos. A eles acrescentamos, se quisermos, sementes de girassol ou de mostarda, castanhas, frutas secas ácidas e coco ralado, igualmente deixados de molho.

Sugestões:

♦ Suco de folhas e, após 20 minutos, um prato de frutas picadas (não usar mais de 2 tipos de fruta) com granola ou flocos de cereais colocados previamente de molho. Mais tarde, se necessário, pão integral, torrado ou não, e uma bebida energética ou chá.

♦ Suco de folhas e, após 20 minutos, um prato de creme de frutas. No inverno podemos colocar por cima do creme um cereal umedecido. Mais tarde, se necessário, pão integral, torrado ou não, e uma bebida energética ou chá.

♦ Suco de uma raiz com uma fruta (por exemplo, beterraba e abacaxi) e, após 20 minutos, um prato de mingau. Mais tarde, se necessário, pão integral, torrado ou não, e uma bebida energética ou chá.

30 minutos antes do almoço

Recomendamos para esse horário um suco feito da parte aérea de algum cereal, batida no liquidificador com soro ou leite se possível do mesmo cereal e acrescidos de shoyu e limão. Outras opções: suco de tomate com um pouco de soro e shoyu, ou suco de cenoura feito na centrífuga. Todos esses sucos a serem tomados antes do almoço são servidos em copo pequeno e não só remineralizam o organismo como o preparam para receber o alimento.

Almoço

Podem ser combinados: um cereal básico, uma salada (que deveria incluir brotos), uma leguminosa (opcional) e legumes refogados ou cozidos no vapor.

Não se deve terminar a refeição com doces ou frutas, pois o corpo assimila primeiro os açúcares e, assim, os outros alimentos, forçados a esperar para serem processados, entram em putrefação. Isso provoca gases e dificuldades digestivas. Exceção deve ser feita, contudo, ao abacaxi, à maçã, ao mamão e à pêra que, ingeridos após o almoço, facilitam a sua digestão.

Lanches da tarde

Frutas frescas ou secas, bolos ou tortas com chás.

Jantar

Saladas, brotos, caldos frios ou quentes, algumas das receitas à base de arroz, pizzas, bolos ou sanduíches.

ℰℭℰℭ

Se enquanto estivermos preparando os alimentos cultivarmos a sintonia com o nosso mundo interno, com uma vida mais elevada e sublime, eles não serão apenas saborosos e nutritivos, mas levarão consigo uma vibração de amor.

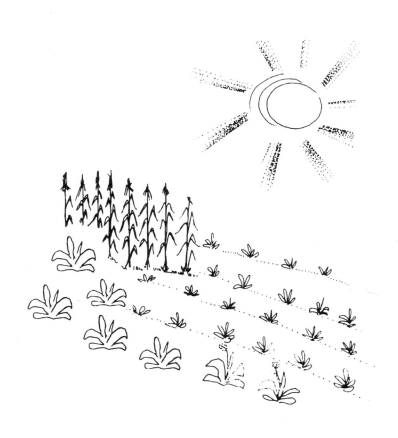

Cultivo de cereais e ervas em casa

Orientações gerais

O uso de ervas e de folhas de cereais em nossa alimentação diária não necessitaria limitar-se ao que normalmente encontramos em mercados e feiras. Cultivar vegetais é bastante simples, além de verdadeiramente curativo. O lugar ideal para o cultivo seria um quintal ou um jardim, mas nada nos impede de fazê-lo até mesmo em apartamentos. É preciso apenas um lugar ensolarado ou de meia sombra. Podemos usar para o plantio: floreiras, xaxins, vasos, caixas de madeira ou de plástico vazadas, etc. Para enchê-los, misturar 2 partes de terra peneirada, 2 partes de húmus e 1 parte de areia; também podemos comprar essa mistura já pronta. As ervas e os cereais precisam de cerca de 10 cm de altura dessa mistura. Se for adquirida no comércio, verificar que não tenha sido esterilizada. Antes de colocá-la no recipiente, devemos forrar o fundo com brita.

Para plantar ervas, usam-se mudas ou sementes. Os cereais, preferencialmente em sementes. Os grãos devem ser semeados em sulcos de 0,5 cm de profundidade, mantendo entre eles 10 cm de espaço, quando em canteiros. Quando em caixas, podem-se espalhar as sementes cobrindo toda a superfície. Colocar por cima uma camada fina de areia ou de húmus, apertá-la um pouco e umedecê-la. Para manter a umidade da caixa, cobri-la com plástico. Logo que os brotinhos estiverem nascendo, tirar o plástico e deixá-los ao ar livre. Regar todos os dias, e se o clima for muito quente, 2 ou mais vezes ao dia.

Quando a parte aérea do grão brotado atingir cerca de 15 cm de altura, cortá-lo bem baixo, com tesoura, para utilizá-lo em sucos. Geralmente podem-se fazer 2 colheitas dessas folhinhas, pois rebrotam após a poda.

As mudas de ervas podem ser colocadas não só em canteiros, mas em vasos ou xaxins, com excelente efeito decorativo. Especialmente bonitos e aromáticos são o poejo, a melissa, a hortelã, a manjerona, o orégano, a sálvia e o tomilho, além de terem reconhecidas propriedades medicinais.

Para maior aprofundamento no assunto do cultivo, recomenda-se estender a experiência prática a consultas a revistas e livros especializados.

Leia também:

PLANTAS
QUE AJUDAM
O HOMEM

Guia Prático para a Época Atual

Dr. José Caribé
Dr. José Maria Campos (Clemente)

Obra que leva o leitor a conhecer, amar e utilizar inteligentemente plantas que até agora tiveram uso limitado, mas que podem prestar maiores serviços não só no campo alimentar, como também no campo da saúde.

Diante da situação de emergência em que o mundo está ingressando, e da crescente falta de alimentos e de assistência social e médica que ameaça a sociedade humana, um livro como este é de grande valia; fornece sugestões para os que buscam um modo de viver mais simples, um contato amoroso e fraterno com as dádivas da Natureza.

CULTRIX / PENSAMENTO

GUIA PRÁTICO DE TERAPÊUTICA EXTERNA

Métodos e procedimentos terapêuticos
de grande simplicidade e eficácia

Dr. José Maria Campos

(Clemente)

As práticas terapêuticas externas, desenvolvidas até certo ponto em épocas passadas, dão-se hoje a conhecer como um potente instrumento de cura e amplo campo de investigações. Com a aproximação entre o mundo material e o mundo imaterial, que atualmente começa a realizar-se, pode-se atingir com maior facilidade certos nódulos, contraparte sutil das doenças, especialmente pelo uso dessas técnicas naturais.

Assim, o Dr. José Maria Campos, um dos autores de PLANTAS QUE AJUDAM O HOMEM, traz agora um guia prático, fruto de seu trabalho e pesquisa nesse setor da medicina. Nesta obra, apresenta indicações para o uso de algumas plantas, sugestões para o preparo e emprego de compressas, cataplasmas, pedilúvios, banhos de imersão, lavagens intestinais e aplicações de argila. Acrescenta, também, orientações sobre a elaboração de chás, pomadas, tinturas e outros produtos, bem como esclarece pontos importantes sobre o manuseio de plantas medicinais.

CULTRIX / PENSAMENTO

O ETERNO PLANTIO

Um reencontro da Medicina com a Natureza

Dr. José Maria Campos
(Clemente)

Após ter escrito PLANTAS QUE AJUDAM O HOMEM (em co-autoria) e GUIA PRÁTICO DE TERAPÊUTICA EXTERNA, o autor apresenta-nos O ETERNO PLANTIO, nova etapa em seu trabalho. Descreve um ponto de transição entre a pesquisa tradicional e o conhecimento alquímico, que volta a estar disponível ao ser humano nesta época de tantas necessidades e, ao mesmo tempo, de tão grandes oportunidades de crescimento interior.

A sutilização pela qual passa a Terra e toda a vida nela presente trará o aumento da percepção interna do ser humano e se refletirá também em seus sentidos externos, levando-os a profundas transformações. Sua consciência estará então bem mais absorvida nos níveis abstratos, intuitivos e espirituais.

Tais mudanças estão sendo levadas a cabo em todo o planeta, e este livro é fruto delas, dando testemunho, ainda que parcial, de que já são realidade neste momento.

CULTRIX / PENSAMENTO

CURAS
PELA
QUÍMICA OCULTA

Realidades suprafísicas na Medicina

Dr. José Maria Campos
(Clemente)

Dando prosseguimento às suas pesquisas na criação de novos medicamentos e procedimentos capazes de ajudar os seres humanos na profunda transição pela qual passa o planeta e todos os seus reinos, o autor de O ETERNO PLANTIO apresenta-nos agora CURAS PELA QUÍMICA OCULTA, fruto de seus contatos com o mundo intuitivo.

O despertar para esse mundo intuitivo revela-se hoje essencial, e vê-se, por livros como este, que pode proporcionar não só soluções precisas para as inúmeras e desconhecidas desarmonias que cada vez mais se apresentarão em toda a face da Terra, mas também impulsos preciosos à ascensão.

O homem foi criado para expressar arquétipos divinos, isento de doenças, conflitos e desarmonias. Ao esquecer sua origem e destino espirituais e ao desviar-se das leis superiores, perdeu o equilíbrio e as enfermidades manifestaram-se de inúmeras maneiras. Novas oportunidades de cura são-lhe oferecidas à medida que verdadeiramente se abre às realidades suprafísicas.

CULTRIX / PENSAMENTO